LE SIDA ET VOUS

Le sida et vous

par le
Dr Patrick Dixon

ACET INTERNATIONAL
et
OPERATION MOBILISATION

Copyright © 1989, 2002 par le Patrick Dixon
Les droits d'auteur du chapitre 7 appartiennent à Mark Forshaw

Première édition publiée par Kingsway en 1989
sous le titre «*Aids and Young People*». Réimprimée sous le
titre «*Aids and You*» en 1990. Troisième édition 2002.

Cette édition en français est publiée en 2004 par
Operation Mobilisation et l'alliance ACET International
P.O. Box 46242, London W5 2WG, Royaume-Uni

ISBN 0 9547549 1 3

Tous droits réservés.
Toute partie quelconque de ce livre peut être
reproduite à des fins d'enseignement et de formation sous
réserve de reconnaissance et référence complètes au site
Internet d'ACET International: http://www.acet-international.org
où l'on peut trouver la totalité du texte du livre.

Tous les droits d'auteur recueillis à l'occasion de la vente
de ce livre ont été réservés pour aider l'acheminement
d'exemplaires à destination de ceux qui en ont besoin.

Photo de couverture: © Alan Schein Photography, Inc./CORBIS

Conception du livre et fabrication pour l'éditeur par
Bookprint Creative Services, P.O. Box 827, BN21 3YJ, Angleterre.
Imprimé en Grande-Bretagne.

Pour Sheila, ma meilleure amie, ma conseillère la plus proche et ma source intarissable d'encouragements pendant plus de trente ans et pour tous ceux qui ont fait partie de la famille ACET au fil des années.

Et avec tous mes remerciements et ma gratitude à Ray et Joy Thomas qui ont insisté pour la rédaction d'une nouvelle édition, à Mark Forshaw qui a rédigé un nouveau chapitre sur les projets, à George Verwer qui a aidé à la concrétisation de tout cela, à Susie Howe qui a aidé à acheminer les exemplaires rapidement dans le monde entier et à Tearfund qui a permis l'adaptation de son manuel sur le sida.

Mes remerciements aussi à notre équipe de traduction : Edith Bourlon, Sheila Melot et Marjorie Allan.

Dr Patrick Dixon

Table des matières

A propos de l'auteur   9
Introduction : Les chrétiens mènent la lutte contre le sida   11
1 : Le sida, c'est aussi votre problème   23
2 : Vaccins, traitements et préservatifs   34
3 : La détresse du sida – les questions que posent les gens   61
4 : Nulle part où aller   75
5 : Que pensez-vous ?   82
6 : Où allez-vous ?   102
7 : Que pouvons-nous faire ? Il est temps de passer à l'action (Mark Forshaw)   116
ACET International   151
Operation Mobilisation   153
OMS « 3 par 5 » : Programme de traitement antirétroviral gratuit   155

A propos de l'auteur

Patrick Dixon est l'auteur de 12 livres comprenant *The Truth about AIDS*, *AIDS and You*, *Out of the Ghetto and into the City*, *Signs of Revival*, *The Truth about Drugs*, *The Genetic Revolution*, *The Truth about Westminster*, *The Rising Price of Love* et *Futurewise*.

Il a reçu une formation de médecin avant de se spécialiser dans les soins prodigués à ceux qui meurent du cancer puis à ceux qui meurent du sida. A la suite de la publication de «The truth about AIDS» (*la vérité sur le sida*), il a créé ACET (AIDS Care Education and Training – *le sida: soins, éducation et formation*) en juin 1988, à titre de réponse chrétienne nationale et internationale au sida. Le Dr Dixon en a été le Directeur Général jusqu'en 1991 et, aujourd'hui, il aide un réseau international composé d'initiatives indépendantes connu sous le nom de l'alliance ACET International. Il est également le patron de Hope HIV (*VIH espoir*), un programme d'adoption pour les orphelins du sida.

Le Dr Dixon est président de Global Change Ltd, un cabinet d'expertise et de prévision de tendances. C'est un commentateur fréquent dans les médias du monde entier et il est également conseiller auprès de nombreuses grandes entreprises sur des questions comme la société numérique, les nouvelles technologies, la biotechnologie, la mondialisation, la prépondérance, la motivation et les valeurs de l'entreprise. Il a 45 ans et vit dans la partie ouest de Londres. Il est marié et a quatre enfants. Toute la famille participe activement aux travaux d'une église locale, en partenariat avec Evangelical Alliance (l'alliance évangélique) et Pioneer.

Pour obtenir des exemplaires supplémentaires de ce livre : les organisations chrétiennes peuvent commander gratuitement des exemplaires supplémentaires de ce livre pour les distribuer dans les pays en développement. Ecrivez à : isdixon@dircon.co.uk.

INTRODUCTION

Les chrétiens mènent la lutte contre le sida

Une réponse urgente au sida

A moins que quelque chose ne change, plus de 200 millions d'hommes, de femmes et d'enfants mourront du sida. Déjà plus d'un demi-milliard de personnes connaissent un ami ou un parent qui est décédé et ce n'est qu'un parmi les 40 millions d'adultes et d'enfants atteints du sida enterrés ou incinérés jusqu'au début de l'année 2002. Cependant, malgré tout cela, cette nouvelle épidémie se propage plus vite que jamais parmi les nations les plus pauvres, tuant quatre fois autant de personnes chaque année qu'il y a dix ans. Les gens ne réalisent tout simplement pas le danger – ou ne veulent pas y penser.

Je n'oublierai jamais la première personne atteinte du sida que j'ai rencontrée personnellement : c'était un jeune étudiant, désespérément malade dans l'arrière-salle d'un hôpital. Il était anxieux, agité, luttait pour chaque bouffée d'air, étouffait dans ses propres sécrétions, en proie à une peur terrible. Il avait un masque à gaz sur le visage et des tubes qui passaient dans son corps. Il était entièrement seul dans cette salle affreuse et près de mourir.

J'ai été tellement choqué de voir qu'une personne quelconque, dans un hôpital universitaire de Londres possédant toutes les installations du monde, pouvait être abandonnée dans un tel état.

Mais, voilà comment étaient les choses en 1987, à une époque où aucun hospice en Grande-Bretagne n'aurait accepté une personne souffrant du sida, où certaines infirmières refusaient de rendre visite aux personnes atteintes du sida à leur domicile et où certains de mes collègues médecins refusaient de prescrire les médicaments appropriés.

Uniquement parce que ces personnes avaient le mauvais diagnostic :

SIDA

Dès ce moment-là, j'ai été impliqué. Ici, dans ce service, il y avait un être humain fait à l'image de Dieu et qui était dans une grande misère. Comment pouvais-je répondre autrement qu'en soignant et en aidant, en mettant de côté tout sentiment personnel que j'aurais pu avoir au sujet des styles de vie et de la façon dont il avait été infecté?

Sa famille ne savait même pas qu'il était malade (il avait peur qu'elle ne le rejette et voulait emporter son secret dans la tombe) et les médicaments qu'il recevait ne faisaient rien pour apaiser ses souffrances. C'était comme si 20 ans de médecine palliative avaient été jetés par la fenêtre.

J'ai une formation de cancérologue, soignant chez eux ceux qui sont proches de la mort. Pendant plusieurs années, j'avais gardé mes distances par rapport au sida; c'était la spécialité de quelqu'un d'autre et ce n'était pas une maladie qui m'attirait naturellement, en fait, c'était tout le contraire. Mais quand j'ai vu moi-même l'épouvantable réalité, le stigmate, le rejet choquant des malades par des collègues, et tout cela à ma propre porte, j'ai réalisé que les compétences que certains d'entre nous possédaient dans les soins prodigués à ceux qui mouraient du cancer devaient être également étendus de toute urgence à ceux qui mouraient du sida.

Mais ce n'était pas seulement ceux qui étaient chargés de prodiguer des soins qui rejetaient les personnes atteintes du sida. L'Eglise aussi les montrait du doigt et participait à des débats moraux en ne prenant que très peu de mesures pratiques. D'une certaine façon, j'avais fait la même chose en trouvant toutes les excuses possibles pour ne pas être impliqué dans cette étrange nouvelle maladie. Et puis j'ai réalisé à quel point j'avais été sans cœur et à quel point mon attitude devait être radicalement changée.

Ce jeune homme est mort calmement plusieurs jours plus tard, avec le traitement adéquat et avec sa famille aimante à ses côtés, mais tout cet épisode m'avait profondément choqué. Je ne devais jamais plus être le même après cela.

Ce livre a été initialement publié en 1989, comme une version plus courte de *La vérité sur le sida*, pour encourager une réponse pratique et compatissante au sida de la part des églises de toutes les confessions, axée sur les soins communautaires et la prévention à l'école. Il a été révisé et actualisé une fois encore à la demande de personnes venant de partout dans le monde et qui ont demandé un petit livre «d'action» à propos du sida, d'un point de vue chrétien.

Malheureusement, presque tout ce sur quoi j'avais mis en garde en 1989 est devenu aujourd'hui une réalité. Pourtant, au milieu de toute l'immense souffrance et de la peine de millions de personnes, on peut encore espérer que l'avenir ne sera pas une répétition du passé. Ce qui est très bouleversant, c'est qu'un si grand nombre des leçons de l'épidémie africaine de la fin des années 80 n'aient pas encore été apprises dans d'autres parties du monde quinze ans plus tard. Même maintenant, nous voyons encore la dénégation de gouvernements et de nations entières qui semblent penser que, d'une manière ou d'une autre, «cela ne nous arrivera jamais. Nous n'aurons que quelques cas.» Et, en de nombreux endroits, les préjugés et la peur subsistent encore.

Avec plus de 80 millions de personnes déjà infectées par le sida, l'épidémie n'en est encore qu'à ses débuts. Mumbai à elle seule voit plus de 1 000 nouvelles infections chaque nuit et l'Inde pourrait voir plus de cas de sida au cours des 15 prochaines années qu'il n'y en a eu dans le monde entier jusqu'à maintenant.

Une propagation de style africain à travers l'Asie commence à se produire dans de nombreux autres pays. Désormais, l'histoire se répète sur une échelle vaste et tragique mais, de façon préoccupante, avec peu de signes de la sorte de réponse gouvernementale agressive et à niveaux multiples que nous avions vu prendre place dans des pays comme l'Ouganda il y a 15 ans.

Les chrétiens mènent désormais la lutte contre le sida dans de nombreuses nations. En Afrique du Sud, l'Archevêque Desmond Tutu estime que les églises et les organisations chrétiennes fournissent plus de 60% des programmes communautaires de lutte contre le sida en Afrique. En Inde, la réponse chrétienne au sida a déjà mobilisé plus de 25 000 agents, travaillant à plein temps ou à mi-temps, dont tous sont impliqués dans les soins ou dans la prévention. C'est un accomplissement remarquable, un mouvement populaire à travers la nation. Nous savons cela grâce à la Christian AIDS National Alliance (CANA) *[alliance nationale chrétienne de lutte contre le sida]* à Delhi, un réseau croissant de plusieurs centaines d'agences chrétiennes.

Nous le voyons aussi dans l'alliance ACET International, une communauté mondiale d'agences indépendantes, dont certaines ont grandi à partir de débuts modestes remontant à 1988, toutes cherchant à offrir une réponse compatissante au nom du Christ. Nous le voyons dans les centaines d'organisations missionnaires et de développement comme Operation Mobilisation, Samaritan's Purse et Tearfund.

L'Ouganda est un merveilleux exemple de ce qui peut arriver quand les gouvernements et les Organisations Basées sur la Foi (OBF) travaillent en partenariat. Le Programme de contrôle du sida a vu une chute spectaculaire des taux d'infection, surtout parmi les jeunes – passant de 22% à moins de 8%. Cela n'aurait pas pu être accompli sans le soutien de l'Eglise. C'est un signe d'espoir pour l'avenir.

Les chrétiens de chaque tradition peuvent facilement se rejoindre sur deux objectifs simples :

- Des soins inconditionnels, pleins de compassion pour tous ceux qui sont affectés par le VIH/sida
- Une prévention efficace respectant et soutenant les enseignements historiques de l'Eglise

Trop souvent, en tant que chrétiens réagissant au sida, nous ne faisons rien ou nous nous précipitons pour ouvrir nos bibles ou vers les enseignements de l'Eglise pour déclarer que quelque chose ne va pas. Cependant, dans notre réponse, nous perdons de vue la miséricorde, l'amour et le pardon de Dieu, ainsi que la réalité du fait que beaucoup sont infectés à cause d'actions commises par d'autres et non pas à cause de leur propre comportement. Il est possible d'avoir techniquement raison dans l'interprétation des normes divines et, pourtant, d'avoir terriblement tort dans nos propres attitudes.

Prenez l'exemple de la femme surprise en situation d'adultère racontée dans l'Evangile selon St Jean : c'est en réalité l'histoire de l'homme manquant. Voici un groupe d'hommes en colère, cherchant une excuse pour lyncher une femme. Pourtant, deux personnes ont péché et on ne peut trouver l'homme nulle part. Du temps de Jésus, il y avait une hiérarchie : le péché sexuel de la femme était puni de mort, les autres péchés étaient plus ou moins acceptables, alors que le péché sexuel de l'homme valait à peine qu'on en parle.

Jésus détestait ce régime à deux mesures.

Il a transpercé ces hommes avec une phrase seulement : « Si l'un de vous n'a jamais péché, qu'il jette la première pierre ! ». « Oui, vous, monsieur, dont les yeux ne se sont jamais égarés sur la rangée du haut des magazines vendus dans les kiosques à journaux, vous qui n'avez jamais été jaloux, méprisant, grossier ou qui n'avez jamais bavardé derrière le dos de quelqu'un, vous qui êtes la femme parfaite, qui n'avez jamais perdu patience avec les enfants, qui n'avez jamais dit une demi-vérité ou dépassé la limite de vitesse. Allez, venez donc jeter la pierre ! »

Personne n'a bougé. Jésus les a regardés tous jusqu'à ce qu'ils partent un par un, le plus vieux d'abord. En une seule phrase, Jésus avait totalement détruit toute possibilité de juger les autres selon un classement du péché. Nous avons tous péché et nous n'avons pas répondu à la gloire de Dieu; sans la grâce de Dieu nous ne sommes tous que des morts.

Quand on en vient à montrer du doigt, Jésus nous interdit de nous mettre sur un piédestal. Il était la seule personne sur cette terre qui avait le droit de condamner, cependant, il a dit à la femme : « et je ne te condamne pas non plus ». Et il a ajouté : « Va maintenant et ne pèche plus. »

En tant que chrétiens, nous sommes troublés par les deux choses que Jésus a dites : soit nous nous précipitons pour faire des déclarations morales, en butant en chemin sur des attitudes rationnelles, soit nous nous précipitons pour exprimer la miséricorde et l'amour de Dieu, en tombant dans un trou profond où il n'y a plus de cadre moral clair. La méthode de Jésus est de maintenir un amour infini et des normes parfaites ensemble et en équilibre, c'est une chose pour laquelle nous avons besoin qu'il nous aide.

Soyons absolument clairs sur le fait que l'enseignement des Ecritures depuis la Genèse jusqu'à l'Apocalypse est constant en ce qui concerne le don merveilleux de l'union sexuelle qui est une célébration de l'amour et de l'amitié entre un homme et une femme engagés ensemble pour la vie. Dieu aime l'acte sexuel, c'est le gaspillage de l'acte sexuel en dehors du mariage qui lui fait de la peine. La bible établit clairement que toute union sexuelle en dehors du mariage est mauvaise. Cela a toujours été l'enseignement de l'Eglise, en commun avec la foi juive et celle de l'islam.

L'acte sexuel est montré comme un mystère, un événement spirituel quand deux personnes deviennent « une seule chair ». Nous voyons l'aspect physique de cela à chaque fois qu'un spermatozoïde se fond dans un œuf. La moitié d'une cellule d'une femme fusionne avec la moitié d'une cellule d'un homme pour former littéralement une seule chair : un nouvel individu unique plein d'une personnalité et d'une identité futures.

Donc, comment vivons-nous avec ces tensions? La voie de Jésus est claire: nous sommes appelés pour exprimer l'amour inconditionnel de Dieu à tous ceux qui sont dans le besoin, quelle que soit la raison pour laquelle ils se trouvent dans cette situation.

Si quelqu'un est gravement blessé dans un accident de voiture devant ma porte, je me précipite pour l'aider. Je ne m'éloigne pas juste parce que je découvre qu'il est ivre et que c'est la raison pour laquelle l'accident est arrivé. Je ne commence pas non plus à prêcher des sermons contre l'ivresse dans l'ambulance ni à l'hôpital. Cependant, je parle de cette histoire partout où je vais, en soulignant les dangers provoqués par la conduite en état d'ivresse.

Avec ceux qui sont affectés par le VIH/sida, nous sommes appelés pour être utiles, pour soigner et pour exprimer l'amour.

Nous sommes là comme des serviteurs pour aider selon les souhaits de la personne et c'est un privilège de le faire. Beaucoup sont choqués de trouver des chrétiens impliqués qui expriment une compassion profonde tout en étant incapables d'accepter certains styles de vie.

Je pense souvent à l'histoire du fils prodigue racontée par Jésus, de cet homme qui avait réuni son héritage et était parti le dépenser pour lui-même à des kilomètres de chez lui. Que serait-il arrivé s'il avait été infecté par le VIH pendant qu'il était au loin et était mort avant d'avoir le temps de se raviser? J'imagine son père lisant le journal un jour pendant le petit déjeuner et découvrant l'avis de décès de son propre fils. Je l'imagine s'effondrant en larmes et appelant sa femme: «Il n'a jamais téléphoné, il n'a jamais écrit et, en dix ans, nous n'avons eu de ses nouvelles que par des amis de ses amis.»

Aujourd'hui, de nombreuses personnes souffrant du sida meurent sans espoir et sans Dieu. Je pense à notre Père céleste, le visage ruisselant de larmes, ne voulant la mort de personne ni un jour de séparation supplémentaire et, cependant, avec tristesse, laissant les gens aller selon leur désir.

Ceux qui sont atteints du sida sont les lépreux d'aujourd'hui qui affrontent la peur et le rejet. Quand Jésus a touché le lépreux, il est entré dans l'histoire : on en parle encore 2000 ans plus tard. C'était peut-être la plus forte démonstration de l'amour de Dieu qu'il pouvait avoir présentée, mis à part le sacrifice de sa propre vie.

Quand un volontaire de l'église va dans un foyer, cette personne porte avec elle la présence du Christ. Jésus n'a pas de corps à lui : l'Eglise est son corps. Nous sommes ses mains, ses pieds, son sourire, sa voix, son cœur, son toucher.

La seule partie de Dieu que les gens voient pourrait être la vie de Jésus en vous ou en moi. Quand nous entrons dans la maison et prenons quelqu'un dans nos bras, apportons de l'eau ou des médicaments ou de la nourriture ou quand nous prenons la main de quelqu'un, nous aussi, nous entrons un peu dans l'histoire. C'est une puissante déclaration de l'amour de Dieu, une communication prophétique de son cœur avec des gens qui se sentent souvent entièrement aliénés par rapport à l'Eglise.

Il y a aussi un temps pour expliquer le dessein de Dieu dans la vie. Confrontée à un désastre mondial résultant essentiellement du refus de reconnaître les voies de Dieu, il serait inimaginable que l'Eglise demeure silencieuse. C'est un fait que, si chacun restait avec un seul partenaire pour la vie et cessait de s'injecter de la drogue, le VIH serait effacé de la face de cette terre en moins de 30 ans. Il est également vrai que continuer sans restriction pendant la même période pourrait coûter la vie à plus de 200 millions de personnes.

Comme nous le verrons, les préservatifs réduisent le risque mais ne sont pas une réponse à long terme. Est-ce que les gouvernements s'attendent honnêtement à ce qu'un couple dont l'un ou l'autre membre peut être séropositif continue à utiliser des préservatifs pendant 50 ans « juste au cas où » ? Qu'arrivera-t-il quand ils voudront avoir des enfants ou quand le préservatif sera déchiré, fuira, tombera ou sera défectueux d'une autre manière quelconque ? Les taux de grossesse sont élevés avec les préservatifs. C'est la pilule qui a provoqué une « révolution » dans les années 60, pas le préservatif. Les préservatifs sont aussi une option très coûteuse pour les pays où vivent des millions de ceux qui sont les plus pauvres et qui n'ont que des budgets minuscules : seulement 2 $ par personne et par an à dépenser pour la santé. Nous devons trouver des solutions plus durables et culturellement appropriées pour les 2 milliards de personnes qui gagnent moins de 2 $ par jour.

C'est pourquoi l'Organisation Mondiale pour la Santé a déclaré : « La façon la plus efficace d'empêcher la transmission du VIH est l'abstinence ou, pour deux personnes non infectées, de rester fidèle l'un à l'autre. Autrement, l'utilisation correcte d'un préservatif peut réduire le risque de façon significative. » (Journée mondiale de lutte contre le sida, 1990).

La seule façon pour de nombreux partenaires d'être certains de leur sécurité pourrait être de subir un test de recherche du VIH. Dans certains pays, jusqu'à un tiers des femmes atteintes du sida ont été célibataires puis monogames. Pourtant, elles meurent parce que leur mari a été infecté à l'occasion d'autres relations. C'est un sujet de controverse et sensible. Toute personne envisageant un test a besoin, tout d'abord, d'un conseil éclairé.

Comment aider :

Les soins prodigués avec compassion aux malades et aux mourants, le développement communautaire et sauver des vies grâce à la prévention, tout cela va ensemble. Ceux qui participent aux soins ont souvent la crédibilité et l'impact les plus forts. Alors, les gens peuvent voir la réalité de la maladie, changer leur comportement et devenir motivés pour aider les mourants et les orphelins que ceux-ci laissent derrière eux. Mais changer de comportement peut être difficile quand une personne est privée de ressources et court des risques chaque jour en vendant son corps pour survivre. La pauvreté, le manque d'éducation et le sida vont également ensemble. Plus les gens sont démunis, plus, habituellement, le sida se propage rapidement.

Votre église ou votre organisation est-elle prête, au niveau de ses dirigeants, à faire face au sida? Toute église croissante peut trouver des personnes séropositives parmi ses membres en conséquence d'un style de vie antérieur.

Les personnes souffrant du sida peuvent être très sensibles aux réactions: est-ce que cette nouvelle personne m'acceptera ou me rejettera? Comme pour le cancer, une personne peut passer rapidement de la colère à la dénégation, à la tristesse, au désespoir, à l'espoir, à l'optimisme, à l'interrogation, à la résignation, à la lutte, à l'abandon, au souhait de recevoir un traitement actif ou même au souhait de mourir.

Il faut être sensible à l'état où se trouve la personne aujourd'hui et l'aider à comprendre qu'au milieu des grandes incertitudes de l'avenir, la constance de votre appui et de votre amitié ne peut être mise en doute, tout comme on ne peut douter de la fidélité et l'amour de Dieu.

Il peut y avoir des blessures profondes venues du passé et des sentiments d'indignité. La culpabilité relative à la transmission involontaire de l'infection à d'autres personnes, la culpabilité de survivre quand tant d'autres sont déjà morts et la culpabilité relative aux styles de vie peuvent toutes être présentes. Les sentiments d'isolement et de solitude peuvent être intenses. La peur du processus menant à la mort est souvent beaucoup plus grande que la peur de la mort en elle-même.

Le plus grand besoin réside souvent en une simple aide pratique plutôt que juste des mots de réconfort ou une oreille compatissante. Essuyer le derrière de quelqu'un ou faire cuire de la nourriture peuvent en dire plus sur votre souci de la personne et de ses enfants que six heures passées assis sur une chaise confortable. Beaucoup veulent aider psychologiquement les personnes souffrant du sida, mais qui est réellement prêt à aller plus loin?

Et quand la vie est finie, il reste les enfants. Dix millions d'entre eux sont déjà devenus orphelins. Qui s'occupe d'eux? Et qui lutte pour sauver la vie de la prochaine génération de jeunes parents en les avertissant chaque jour sur les risques du sida?

C'est de toutes ces choses-là que parle ce livre.

Cependant, alors que la séropositivité se propage plus vite que jamais, la foi chrétienne se propage aussi très rapidement. De plus en plus de personnes dans le monde se sont mises à suivre le Christ au cours de ces vingt dernières années, plus que cela n'était jamais arrivé auparavant en une si courte période, surtout parmi les nations les plus pauvres. Ma prière est que cette propagation de la foi qui change la vie aide à empêcher la propagation du VIH et suscite une compassion, une attention et une compréhension nouvelles.

Patrick Dixon
Octobre 2002

CHAPITRE UN

Le sida, c'est aussi votre problème

Dans quelques années, chaque personne dans le monde aura probablement connu personnellement quelqu'un qui sera mort du sida. Plus d'un sur 200 de tous les adultes de la terre est déjà infecté. Cela peut être un grand frère ou une grande sœur, un(e) cousin(e), un oncle, un(e) ami(e), un homme qui vit dans votre rue, un(e) commerçant(e) ou quelqu'un à l'école ou au travail. Vous ne le réalisez peut-être pas parce que le sida est gardé tellement secret. Il se peut que vous pensiez que la personne est morte du cancer, mais quelqu'un quelque part sait qu'il en est autrement.

C'est déjà le cas dans la plus grande partie de l'Afrique et dans certaines régions de l'Asie du sud-est. Dès 2002, plus de 80 millions avaient probablement été infectées par le VIH, personne ne connaît les chiffres exacts. Et le VIH se propage deux fois plus vite à travers le monde aujourd'hui qu'il y a cinq ans.

Certaines personnes ont des réactions paranoïdes. Elles changent de chaîne de télévision à chaque fois que l'on parle du sida. Elles deviennent effrayées si elles pensent que quelqu'un qui était à la fête d'hier soir avait la maladie. Elles paniquent à la pensée de toucher quelqu'un souffrant du sida ou de prendre un verre sale et de l'utiliser sans réfléchir. Si elles pensent que plusieurs personnes sont infectées, la panique se transforme en hystérie.

Des ambulanciers en «combinaisons de cosmonaute»

Au début de l'épidémie, les gens ont agi de façon étrange. Au Royaume-Uni, la police est arrivée en portant des gants, des masques et des couvre-chaussures pour arrêter un suspect, au cas où il aurait été infecté. Des ambulanciers sont arrivés pour transporter quelqu'un qui pouvait souffrir du sida, portant des «combinaisons de cosmonaute». Un prêtre a donné la sainte communion en portant des gants, avec un morceau de pain posé au bord d'une spatule en bois. Dans des églises, de vieilles femmes sont retournées à leur chaise sans avoir bu le vin. Un repas chaud distribué par un service de restauration à domicile à une personne qui était malade est devenu un repas froid comme la pierre parce qu'il avait été laissé sur le pas de la porte par le chauffeur qui avait trop peur pour sonner et entrer.

A Calcutta, en Inde, un tout nouveau service de soins contre le sida a été fermé et verrouillé au cadenas parce qu'on ne pouvait pas trouver de médecins ni d'infirmières pour y travailler. Dans la même ville, une mère et son nouveau-né ont été jetés à la rue quand les infirmiers ont découvert que la mère était séropositive. Dans le passé, en Ouganda, des villageois ont craint de mourir s'ils entraient dans la maison de personnes atteintes du sida. Ils les ont donc laissé mourir, privées d'eau et de nourriture.

Quelle que soit la culture, quelle que soit la nation, vous trouverez des exemples de stigmate, de rejet, d'hostilité et de mauvais traitement à l'égard de ceux qui souffrent du sida. Heureusement, les attitudes sont en train de changer en de nombreux endroits, mais la charge est encore là. En tant que médecin, je ne connais pas d'autre maladie, de mémoire d'homme, qui ait provoqué des réactions aussi étendues. Pourquoi?

La peur se transforme vite en colère. Des briques sont jetées à travers les fenêtres ou la maison est réduite en cendres (c'est arrivé deux fois à Londres). Les gens sont licenciés sur-le-champ et expulsés de leur foyer. Et le problème continue de grandir.

Les gens en ont assez d'entendre parler du sida

La plupart des gens que je rencontre dans les pays occidentaux en ont par-dessus la tête du sida, jusqu'à ce qu'ils rencontrent quelqu'un qui en est atteint. C'est un choc terrible de découvrir que votre meilleur(e) ami(e) est en train de mourir. C'est encore pire quand vous découvrez que personne n'en parle parce qu'il/elle a la maladie qu'on ne doit pas avoir. Il/elle n'a pas le cancer et c'est comme s'il/si elle avait cessé d'exister. Personne ne veut en entendre parler.

Mais, dans des pays comme le Rwanda, le Burundi, le Zimbabwe, l'Afrique du Sud ou l'Ouganda, c'est très différent : chaque famille a subi la douleur causée par le sida et la mort est toujours présente. Il suffit de regarder les fabricants de cercueils le long de la route ou la file constante des cortèges funèbres dans les cimetières d'Afrique du Sud où l'espace requis pour les enterrements s'épuise dans de nombreuses villes du fait du sida. Mais, là où le sida est si écrasant, il y a un autre problème : les gens se dérobent et glissent vers la dénégation.

Le sida est le tueur silencieux parce qu'au moment où vous apprenez que vous l'avez, il est trop tard. Mais le problème est que le VIH se propage rapidement avec 15 000 nouvelles infections par jour et, malgré ce qu'on a dit à de nombreux occidentaux, la plupart de ceux qui sont infectés dans le monde ne sont ni des hommes homosexuels ni des drogués.

Et malgré ce qu'on a dit à beaucoup des nations les plus pauvres, de nombreuses personnes mourant du sida ont été célibataires avant et fidèles depuis leur mariage. Elles ont été infectées par leur partenaire ou par un traitement médical utilisant du sang contaminé ou des aiguilles sales.

De nombreuses personnes dans des pays comme l'Inde ne se soucient pas du sida parce qu'elles ne connaissent personne qui en meure – du moins pour le moment. Mais le problème est qu'au moment où vous savez qu'un(e) ami(e) est malade, vous connaîtrez probablement cent personnes qui sont infectées et vont mourir plus tard. Il y a un important décalage dans le temps.

Réaction en chaîne

Les gens que vous voyez à la télévision ou dont on parle dans les journaux peuvent avoir été infectés au début des années 90. Pendant ces cinq à dix dernières années, ils se sont sentis tout à fait bien, ils sont peut-être totalement inconscients de la situation et il se peut qu'ils aient transmis l'infection.

En une année donnée, seulement deux personnes sont infectées dans une communauté, mais en douze mois, leur nombre est passé à quatre. Quand une autre année s'est écoulée, le nombre est passé à huit et, une année plus tard, il atteint seize. Tout le monde va bien et semble être en forme. Personne n'a la plus petite idée que quelque chose ne va pas. Après une autre année et demie, quarante personnes sont condamnées, et, un an plus tard, presque 100. Cette sorte de modèle de propagation a été courant en Afrique et dans d'autres parties du monde.

Et ensuite, l'une des premières personnes à avoir été infectée est atteinte d'une mystérieuse maladie virale et se trouve hors d'action pendant six semaines. Quand elle revient, elle a l'air très fatigué mais, en une ou deux semaines, elle reprend ses activités. Six mois plus tard, ses amis remarquent qu'elle a perdu du poids et, un soir, après le dîner, on l'emmène d'urgence à l'hôpital parce qu'elle ne peut pas respirer.

L'un de ses amis vient lui rendre visite le jour suivant pour découvrir que cette personne est morte de pneumonie. Une semaine plus tard, son frère dit à quelqu'un dans un bar que les médecins soupçonnent que la personne en question est morte du sida. La même nuit, la 102ème personne du club a pris un risque avec quelqu'un dont il pensait savoir qu'il/elle était «sans danger» et il a été infecté. Donc, si vous savez que peut-être dix personnes sont mortes du sida dans votre ville, vous savez que peut-être entre 250 et 1 000 autres personnes vivent leur vie en se sentant bien tout en étant porteurs du virus mortel.

La maladie se propage comme un feu incontrôlé

Dans chaque pays du monde, chaque personne séropositive a, en moyenne, infecté une autre personne en quelques mois. Le temps mis par une personne pour en infecter deux qui en infectent quatre qui en infectent huit qui en infectent seize et ainsi de suite est appelé «temps de doublement». Un rhume commun se propage rapidement et a peut-être un temps de doublement d'environ une semaine.

Donc, le premier jour du trimestre, une personne a un rhume. Au cours des semaines suivantes, le nombre de personnes atteintes ne s'élève d'abord que lentement: un, et puis deux, et puis quatre, ensuite huit, puis seize et puis trente-deux. Après la cinquième semaine du trimestre, il arrive quelque chose de spectaculaire et soixante-quatre nouvelles personnes souffrent d'un rhume. La semaine suivante, c'est encore pire et 128 personnes reniflent et éternuent. Après une autre semaine, 256 ne se sentent pas bien et la semaine après cela ce sont 512 personnes qui veulent une journée de repos.

En réalité, ce n'est pas tout à fait aussi mauvais. Si 512 personnes sont désormais infectées, seules 256 seront encore en train d'éternuer parce qu'un rhume ne dure qu'une semaine et que les autres ont été infectées il y a plus d'une semaine et vont mieux. S'il y a 1 000 élèves dans l'école, dans deux semaines vous pourrez vous attendre à ce que tout le monde ait un rhume. Cela n'arrive jamais parce que certaines personnes, pour des raisons que nous ne comprenons pas, feront en sorte de ne pas l'attraper du tout.

La manière dont le rhume s'est propagé à l'école vous montre comment le VIH peut se propager, à une ou deux grandes différences près. Avec le VIH, le temps de redoublement n'est pas d'une semaine mais démarre souvent dans un pays à environ entre six et douze mois. Après l'infection de milliers de personnes, le temps de doublement ralentit, peut-être à deux années, comme cela l'aurait fait à l'école. Quand il ne reste que 100 personnes dans l'école qui n'ont pas encore attrapé le rhume ou qui sont capables d'y résister, le nombre de ceux qui l'attrapent chaque semaine chutera brusquement : disons, 256 ; puis, 512 ; puis 100 ; puis cinquante ; puis dix et puis un. Une semaine plus tard, personne à l'école n'est atteint par ce rhume particulier.

La mort par injection

Il est cependant vrai que, bien que la propagation du VIH par contact sexuel soit relativement faible (parce que la plupart des gens ne changent pas de partenaire chaque jour de la semaine), la propagation par injection de drogue peut être extrêmement rapide car un drogué infecte au moins une personne par jour. Dans cette situation, le nombre de personnes infectées pourrait passer, en l'espace de quelques semaines, d'un à deux, à quatre, à huit, à seize, à trente-deux, à soixante-quatre, à 128, à 256 et à 512 jusqu'à plus de 1 000. Voilà pourquoi l'Italie, New York, des parties de l'Ecosse et d'autres endroits souffrant de très graves problèmes de drogue, comme Manipur au nord-est de l'Inde, ont très vite souffert d'un très grave problème de sida.

Le monde entier peut-il mourir ?

Il est improbable que le sida nous fasse tous mourir. Dans n'importe quel groupe, n'importe quelle ville ou nation, il se propage rapidement parmi ceux qui sont le plus à risque, plus lentement parmi ceux qui sont à risque moyen et très lentement parmi ceux qui sont à très faible risque. Combien de personnes sont infectées et à quelle vitesse, cela dépend tout simplement du nombre de personnes qui appartiennent à chacun de ces groupes. Si nous pouvons persuader les gens de changer et de passer d'un genre de vie à haut risque à une genre de vie à faible risque, nous pouvons au moins ralentir la propagation. En Ouganda, le pourcentage d'adultes séropositifs a chuté de façon spectaculaire en passant d'environ 22% à 7%. L'éducation sauve des vies, mais il faut du temps pour changer le comportement d'une communauté entière.

Qui est «sans danger»?

En Italie, on parle du sida comme du fléau des drogués. En Afrique, il est connu comme le fléau des hommes et des femmes. Au Royaume-Uni, il a d'abord été désigné comme un fléau frappant la communauté homosexuelle... mais tout cela change. Le sida est une maladie des relations et le virus qui le provoque se propage le long des lignes de relation. Il se propage à travers un club de buveurs, une usine, un bureau, un club de jeunes et une école.

Une chose est certaine : le sida ne connaît pas de frontières de nation, de couleur, de personnalité ni d'orientation sexuelle. Le virus passe d'un sexe à l'autre et entre les personnes du même sexe quand elles ont une relation sexuelle ou quand le sang ou les sécrétions d'une personne pénètrent dans la circulation sanguine d'une autre.

Au Royaume-Uni, de même qu'aux USA, le premier groupe qui a été fortement affecté est la communauté homosexuelle. Comme nous l'avons vu, il suffit qu'un groupe ait été touché quelques années plus tôt qu'un autre pour avoir un problème 100 fois plus grand. Cela donne l'impression trompeuse que vous ne serez réellement atteint par le sida que si vous faites partie de ce groupe.

La tête dans le sable

Les gens pensent toujours être à l'abri du danger jusqu'à ce qu'il soit trop tard et les gouvernements ne font pas exception à la règle. A San Francisco, on savait tout de cette étrange maladie appelée sida et qui tuait des hommes jeunes à New York et à Los Angeles. Les gens étaient inquiets et ont commencé à chercher des signes de propagation dans leurs propres communautés. Ils ne les ont pas vus. Quand ils ont commencé à réaliser qu'ils avaient un problème, un membre sur quatre de toute la communauté homosexuelle était déjà infecté. Cela a été la même histoire dans de nombreuses parties de l'Afrique et en Asie en ce qui concerne la propagation entre hommes et femmes.

De nombreux pasteurs se sont mis la tête dans le sable. « Nous n'avons pas de problème de sida dans notre église » me disent-ils. Je leur réponds : « Dans ce cas, votre église doit être unique. » A chaque fois qu'une église grandit, les gens découvrent que la foi et les vies changent, mais l'infection demeure, à moins d'un miracle.

« Ça ne pourrait jamais arriver ici »

Dans certaines parties de l'Afrique centrale, il semble qu'une personne sur cinq parmi les hommes et les femmes jeunes soit condamnée par le virus. Nous savons désormais que le sida existait en Afrique, de même qu'aux Etats-Unis, depuis aussi longtemps que les années 60. Les gens mouraient mais, même avec toutes les équipes médicales en alerte, nous n'avons réalisé qu'il y avait un seul cas de sida en Afrique qu'en 1983. Au cours de cette année-là, nous avons soudain commencé à réaliser le désastre silencieux qui frappait l'Afrique centrale. Il était possible que des dizaines de milliers de personnes soient déjà mortes et que des millions soient déjà infectées. Pour eux, il était trop tard.

Maintenant, le sida menace des parties de l'Asie de la même manière. A Mumbai seule, plus de 1 000 nouvelles personnes sont infectées chaque soir. J'ai visité des villages au nord-est de l'Inde, à la frontière birmane, où, sur environ 40 000 personnes, 8 000 s'injectent de l'héroïne et 4 000 sont infectées. Je me suis assis sur le lit du fils mourant d'un pasteur dont le frère aîné avait déjà été tué par le sida. Des générations entières sont dévastées. Et pourtant, comme nous le verrons, il y a une réponse très simple, qui ne coûte rien et qui sauve des millions de vies chaque année...

Pire qu'une guerre

Si chaque personne infectée ne survivait à l'infection du VIH que six semaines seulement, les USA seraient en deuil national et l'économie serait en état d'effondrement. Il y aurait une panique générale. Le Vietnam a éliminé 50 000 jeunes américains de l'armée des Etats-Unis en 10 ans. Avec plus d'un million de cas séropositifs aux Etats-Unis à ce jour, le sida rend ces morts dues à la guerre presque insignifiantes. Même s'il n'y a pas une seule nouvelle infection aux USA après le moment où vous achèterez ce livre, la mort aura déjà réclamé l'équivalent de vingt guerres du Vietnam.

Et en Afrique ? Nous savons que le conflit armé encourage la propagation. Aujourd'hui, la plupart des guerres sont des guerres à l'intérieur des nations plutôt qu'entre les nations, ce qui provoque la fuite de millions de réfugiés. Quand l'ordre public s'écroule et que des milices armées errent dans les rues ou bondissent de la brousse pour arrêter la circulation, il devient impossible de faire fonctionner un service de santé ou d'en payer un. Les campagnes de prévention se désagrègent et la maladie se propage. Des groupes d'hommes armés indisciplinés ont souvent plusieurs partenaires sexuels, que ce soit sous la menace des armes ou en échange de faveurs. Tout cela signifie que le VIH se propage encore plus vite.

Certains rapports officieux suggèrent que le taux de séropositivité dans l'armée du Kenya atteint 90% dans certains groupes. Nous savons que de nombreuses communautés en Afrique du Sud sont déjà très fortement atteintes avec un taux d'infection atteignant jusqu'à une personne sur cinq. C'est une pandémie qui a un impact inimaginable sur des centaines de millions de personnes.

Alors, qui donc n'a rien à craindre ?

Vous n'avez rien à craindre du sida si vous n'êtes pas infecté vous-même et si vous êtes fidèle à un(e) seul(e) partenaire qui n'est pas non plus infecté(e) en ce moment, vous reste fidèle et ne prend pas de risques par injection ou en suivant des traitements médicaux dangereux.

Rien de nouveau à propos du sida ?

Il y a des maladies d'origine sexuelle depuis des milliers d'années. La syphilis a infecté et tué des milliers de personnes jusqu'à ce qu'un traitement soit trouvé il y a quarante ans. La gonorrhée a continué de s'étendre rapidement et elle résiste désormais souvent à nos médicaments. Nous avons un gros problème avec l'herpès qui provoque des lésions douloureuses et rendent les relations sexuelles impossibles. C'est une maladie qui va et vient pendant toute la durée de la vie. Il n'y a pas de traitement. Le cancer du col de l'utérus devient plus courant parce qu'on est plus susceptible de l'avoir quand on a eu ses premières relations sexuelles pendant l'adolescence et plusieurs partenaires différents. De plus en plus de femmes découvrent également qu'elles ne peuvent pas avoir d'enfant. Cela est dû de plus en plus aux maladies d'origine sexuelle qui endommagent la femme à l'intérieur. Elles ne s'en rendent généralement pas compte avant que le mal ait été fait.

Le merveilleux « âge du sexe » est terminé

Pendant les folles années 60, les gens ont beaucoup parlé de la libération sexuelle dès lors que la pilule signifiait qu'une femme ne risquait pas de devenir enceinte. Dans les années 70, 80 et 90, il y a eu une explosion d'activité sexuelle parmi les jeunes et le nombre d'entre eux nécessitant un traitement pour une maladie d'origine sexuelle s'est brutalement élevé.

Nous vivons maintenant avec les résultats de «l'âge du sexe» où les relations à long terme ne comptaient pas autant que de prendre du bon temps pendant une nuit, où beaucoup de personnes ont arrêté de réfléchir à deux fois avant de sauter au lit ensemble ou avant de tromper son/sa partenaire et où un mariage basé sur la fidélité est souvent devenu sans signification.

Avec quoi tout cela nous a-t-il donc laissé? Notre soi-disant «merveilleux âge du sexe» nous a laissés avec des millions de victimes; des jeunes gens qui ont grandi dans des foyers qui se sont démantelés parce qu'un parent a eu plusieurs partenaires. Vous n'avez pas besoin d'être médecin ou psychiatre pour enfants pour voir quel désastre cela a été pour tant d'entre eux aujourd'hui.

Les gens commencent aussi à se raviser à cause du sida.

CHAPITRE DEUX

Vaccins, traitements et préservatifs

Personne ne meurt seulement du sida

Le sida est un état qui existe quand un virus particulier a affaibli votre corps de telle façon que d'autre microbes peuvent l'envahir et vous tuer. Voilà ce que signifie «sida»: votre corps est habituellement très fort pour détruire les microbes. On appelle cela l'immunité. Quand vos défenses immunitaires sont gravement endommagées, on dit que vous souffrez d'une insuffisance immunitaire. Certaines personnes naissent avec de mauvais systèmes immunitaires et d'autres acquièrent l'insuffisance à cause d'une maladie. Parce que le sida est acquis à partir d'une infection, on l'appelle syndrome d'immunodéficience acquis (sida, en abrégé).

Le VIH signifie seulement: virus de l'immunodéficience humaine, ce qui est le nom scientifique du virus qui cause le sida.

Quel que soit le nom que nous lui donnions, l'important c'est de réaliser qu'il y a plusieurs étapes à partir de l'infection: d'abord, la personne est un porteur contagieux mais elle se sent bien, ensuite il y a les premiers symptômes pour, finalement, arriver à la maladie plus grave ou à la mort. Le déroulement du processus prend des années. Il est totalement impossible de dire, d'après les apparences, qui est contagieux et qui ne l'est pas.

Qu'est-ce qu'un virus?

Un virus est exactement comme un robot ou un programme informatique. Il contient simplement quelques instructions écrites pour apprendre aux cellules de votre corps comment fabriquer plus de virus. Un virus est composé d'un sac de protéines avec une petite bande de code génétique à l'intérieur. C'est comme le code qui fait vos cheveux bruns, votre nez court et donne leur forme à vos oreilles. Tout ce qui est en vous est programmé par ces gènes et, de façon surprenante, presque chaque cellule de votre corps possède en elle toutes les instructions requises pour faire une copie conforme de vous-même!

Le code qui se trouve dans un virus ne contient qu'une ou deux instructions, mais ce sont les mauvaises instructions. Si le virus reste plus d'un moment sur l'extérieur d'un type spécial de globule blanc, le virus éclate comme une bulle minuscule, expulsant le code mortel à l'intérieur du globule. En quelques minutes, le globule en a placé une copie dans son cerveau (noyau) et celui-ci a été reprogrammé de façon permanente. Ce globule est condamné.

Tuer les «cellules soldats»

Pendant quelques semaines ou quelques mois, ou même pendant quelques années, le globule ou «cellule soldat» infecté flotte ici et là dans le sang ou nage entre les tissus de votre corps. Les globules blancs n'ont qu'un but dans la vie: localiser et détruire les microbes. Il y a des centaines de microbes différents et chaque sorte de globule blanc est conçue pour attaquer une sorte de microbe spécifique.

Pourquoi vous devenez malade

Seulement certaines sortes de cellules soldats sont attaquées par le virus mais, au fur et à mesure qu'elles deviennent moins nombreuses, il devient de plus en plus difficile pour votre corps de tuer certains microbes. Vous n'avez pas de problème avec les toux et les rhumes ordinaires. La plupart des microbes courants sont rapidement détruits mais un ou deux continuent tout simplement à se développer. Le résultat est une étrange infection pulmonaire, la tuberculose ou d'autres maladies.

Quand une cellule soldat rencontre le microbe adéquat, elle entre en action. Après avoir dormi pendant des années, elle fait des heures supplémentaires pour aider à produire des anticorps. Ceux-ci se fixent exactement sur l'extérieur du microbe et le détruisent. Mais, si la cellule a été reprogrammée, le mécanisme s'enraye. Le nouveau programme entre en action et dit à la cellule d'arrêter d'aider à produire des anticorps. Au lieu de cela, elle commence à fabriquer de nouveaux virus. La cellule devient plus malade au fur et à mesure qu'elle devient plus grande. Finalement, elle éclate, libérant des millions de particules de virus supplémentaires dans le sang. Chacune ne reste dans le sang que pendant quelques minutes avant de toucher un globule blanc sain et frais, d'éclater, d'injecter le code et de re-programmer de nouvelles cellules. Au bout de quelque temps, le corps est affaibli et d'autres infections commencent à prendre le dessus.

Certaines de ces infections se manifestent simplement par l'épuisement ou une perte de poids, mais les infections pulmonaires peuvent tuer et sont très difficiles à traiter. Personne ne meurt du sida seulement. Vous mourez essentiellement à cause d'autres infections qui prennent le dessus sur votre corps quand vos défenses sont endommagées ou de cancers qui sont liés au sida. La tuberculose tue couramment des personnes souffrant d'une infection par le VIH à l'état avancé.

Dernières nouvelles sur les traitements, les vaccins et les préservatifs

Il semble que, presque chaque semaine, nous lisons ou nous entendons parler de quelque nouveau traitement merveilleux pour le sida. On dit que quelqu'un a déjà trouvé un vaccin et on nous dit aussi à quel point les relations sexuelles sont sûres quand on utilise un préservatif. Si elles sont vraies, toutes ces nouvelles sont bonnes, mais sont-elles vraies ? Certains disent que si vous avez une relation sexuelle avec une vierge, vous serez guéri. C'est absurde ! C'est incroyable ce que les gens peuvent croire.

Une grande partie de ce que vous lisez ou entendez n'est qu'absurdité. Si c'était aussi facile que certains le disent de trouver un traitement ou si un bon vaccin avait réellement été trouvé, les docteurs, les infirmières, les hôpitaux et les gouvernements pourraient arrêter de s'inquiéter. La raison pour laquelle on fait tellement de bruit autour de la prévention de la propagation de l'infection, c'est parce qu'en vérité il n'y a pas de traitement et qu'on est encore bien loin d'en trouver un. Il n'y a aucun vaccin qui fonctionne et on n'en trouvera probablement pas avant au moins dix ans. Et pour couronner le tout, les préservatifs sont beaucoup moins sûrs que l'on croit.

J'espère que nous aurons bientôt un médicament qui tue les virus et soit sans danger. Quand cela se produira, nous aurons un traitement pour la grippe, le rhume commun, la polio, l'hépatite, l'herpès et de nombreuses autres maladies comme la mononucléose et aussi un traitement pour le sida. Pour le moment, on en est très loin.

Pour l'instant, nous n'avons pas la technologie requise pour le faire. Fabriquer un traitement impliquera l'invention de quelques outils étonnants qui nous permettront de travailler à l'intérieur des cellules individuelles du corps. Faire atterrir un homme sur la lune ou même sur mars, c'est très simple par rapport aux compétences requises pour trouver un traitement. La personne qui trouvera le traitement entrera dans les livres d'histoire comme l'un des plus grands inventeurs de tous les temps. On écrira des livres sur lui ou sur elle encore longtemps au cours du vingt-deuxième siècle.

Dans l'intervalle, vous lirez des articles sur des centaines de faux « traitements ». Le problème avec le sida, c'est que les gens qui l'ont ne meurent pas seulement du sida. Comme nous l'avons vu, ils meurent des infections et des problèmes qui surviennent quand le sida a affaibli le corps. Quoi que ce soit qui aide le corps à se débarrasser de ces autres infections peut aider quelqu'un à se rétablir de façon spectaculaire. Ils rentrent chez eux en ayant l'air bien et ils sont encore parfois tout à fait bien quelques mois plus tard. Jusqu'à ce qu'ils soient victimes d'une nouvelle infection pulmonaire, les gens pensent qu'ils ont été guéris. Cela ouvre la voie aux rumeurs et aux rapports erronés: «J'ai pris cet antibiotique spécial et en un jour j'étais sorti de l'hôpital, je n'y ai pas repensé depuis. Je n'ai plus le sida.»

La première remarque est juste, la deuxième est fausse. La personne pouvait mourir très rapidement à n'importe quel moment. Les cellules soldats deviennent de plus en plus faibles et, avec chaque jour qui passe, le corps est de plus en plus ouvert à de nouveaux microbes. Bien que la personne puisse sembler en bonne santé, elle est assise sur une bombe à retardement.

Des traitement insensés

En Ouganda, il y a quelques années, on disait qu'un médicament contre la tuberculose servirait de traitement contre le sida. C'est absurde. Les gens qui souffrent du sida sont particulièrement susceptibles de mourir de la tuberculose. Le médicament tue la tuberculose, pas le sida. Aux USA, des traitements contre la syphilis ont été appelés traitement contre le sida. Ce n'est pas le cas, ces médicaments aident seulement à guérir de la syphilis.

Certains proposent des régimes miracle, des aliments complets, des vitamines en doses importantes, l'exercice, le sommeil et la psychothérapie en combinaisons variables pour guérir le sida. Quelle est la valeur de toutes ces choses?

Il est vrai que si vos cellules soldats ne fonctionnent pas trop bien, tout ce qui peut aider votre immunité va vous aider à rester en bonne santé et les choses qui vous affaiblissent et vous exposent à la maladie devraient être évitées. Le bon sens vous dit de prendre soin de vous. Prenez des repas sains régulièrement, faites un peu d'exercice, maintenez votre poids dans des limites raisonnables, mangez beaucoup de fruits frais, arrêtez de fumer, réduisez votre consommation d'alcool, arrêtez toutes les autres drogues à usage récréatif et faites en sorte de dormir suffisamment. Ces mesures bon marché sont susceptibles de prolonger la vie et le bien-être de la plupart des gens et surtout de ceux qui souffrent du sida ou d'une infection précoce par le VIH.

Cependant, certaines personnes font de la publicité pour toutes sortes de remèdes très coûteux et inutiles. Beaucoup de gens se font des tas d'argent grâce au sida.

Des traitements efficaces

Il est vrai qu'il existe quelques médicaments très chers disponibles en occident appelés inhibiteurs de la protéase du VIH et d'autres choses. Mais ces médicaments ne font que ralentir l'incendie, ils ne l'éteignent pas. Ce sont tous des poisons, donc vous pouvez mourir d'un excès de traitement et il faut donc beaucoup de tests à l'hôpital. Les médicaments doivent être pris à vie.

Jusqu'à un passé récent, il fallait qu'un médecin du Burundi épargne tout son salaire pendant cinq ans pour payer un traitement avec suivi pour une seule personne prenant ce type de médicament pendant un an et, à la fin, cette personne mourra quand même du sida. A cause de cela, il y a eu un immense cri d'indignation réclamant justice et les fabricants ont pris des mesures pour fournir les médicaments à un prix beaucoup moins élevé. Pourtant, pour les gens qui vivent avec un revenu de 2 $ par jour, c'est encore beaucoup trop cher.

De même qu'il est stupide de penser que, dans les nations les plus pauvres, chacun peut se permettre d'utiliser des préservatifs quand il a un rapport sexuel, il est également stupide de prétendre que ces médicaments moins coûteux feront une différence quelconque pour la vaste majorité des gens les plus démunis du monde. C'est pourquoi l'Organisation Mondiale pour la Santé a lancé une nouvelle initiative mondiale en 2003. Cette initiative vise à fournir d'ici à l'année 2005 des médicaments antirétroviraux à au moins 3 millions de personnes qui sont malades parce que séropositives (programme «3 par 5»). Ce programme ambitieux n'atteindra ses objectifs qu'en travaillant en étroite collaboration avec les églises et les organisations chrétiennes qui, comme nous l'avons vu, sont les plus grands fournisseurs de soins dans les nations les plus pauvres. On commencera à administrer des comprimés composites contenant plus d'un seul médicament antirétroviral à ceux qui, après avoir reçu un soutien psychologique préalable au test, sont testés positifs et souffrent de symptômes suggérant la présence du sida. Ensuite, les patients subiront une analyse de sang une fois toutes les deux semaines pour être sûr que leur corps peut utiliser le traitement sans danger (veuillez consulter la page 155 pour savoir comment obtenir un traitement gratuit contre le sida de la part de l'OMS).

Que dire d'un vaccin ?

Les vaccins sont notre seule arme contre les maladies virales. La polio, la coqueluche, la rougeole et autres maladies deviennent plus rares maintenant, grâce aux vaccins. Un programme mondial contre la variole a désormais réussi à l'effacer de la surface de la terre. Donc, pourquoi pas le sida ?

Un vaccin est fabriqué en vous inoculant un microbe qui est sans danger mais qui a la même forme à l'extérieur que le microbe de la maladie à traiter. En une semaine, vous fabriquerez des anticorps pour vous en débarrasser. La première fois, cela prend toujours plus longtemps. La prochaine fois que vous rencontrerez le même microbe, cela ne prendra qu'une heure ou deux pour que vos cellules soldats entrent dans la bataille. Vos cellules soldats peuvent se souvenir d'un microbe qu'elles ont rencontré plusieurs années auparavant.

Si vous rencontrez maintenant un microbe dangereux, entièrement différent, et que sa forme est la même que celle d'un microbe que votre corps a rencontré avant, votre corps est bien préparé et, au lieu de mourir de la polio, par exemple, vous vous sentirez d'abord légèrement patraque et puis vous irez mieux après un jour ou deux. Le vaccin vous a immunisé.

Un maître du déguisement

Le problème avec le sida, c'est que le virus n'arrête pas de changer de forme pour embrouiller les cellules soldats. Un vaccin que vous donneriez à quelqu'un aujourd'hui pourrait le/la protéger pendant la semaine suivante, mais qu'en serait-il le mois suivant ? Ici, nous avons un virus qui est immunisé contre nos cellules soldats. C'est pourquoi votre corps ne peut pratiquement jamais s'en débarrasser. Il y a d'autres virus qui changent aussi de forme. Vous vous êtes peut-être demandé pourquoi la grippe est encore une cause importante de jours perdus à l'école ou au travail ou pourquoi toutes nos compétences sont battues en brèche par le rhume commun aujourd'hui.

La raison est que ces deux maladies sont causées par des virus qui tendent à avoir l'air un peu différent à chaque fois que vous les rencontrez. Dès que vous avez passé votre rhume à un ami et qu'il a été communiqué à un autre quelques douzaines de fois, il a parcouru la moitié du monde, infecté peut-être 10 000 personnes en tout et changé de forme. Chaque personne infectée fabrique de nouveaux virus dans les cellules de son nez et, parfois, les virus qui en sortent n'ont pas tout à fait la même forme que ceux qui y étaient entrés.

Un an ou deux plus tard, vous rencontrez quelqu'un qui a un rhume, le même rhume que vous aviez auparavant. Si le virus était comme la rougeole ou la variole, votre corps s'en souviendrait et le tuerait immédiatement. Mais le virus a l'air si différent à l'extérieur que, lorsque les cellules soldats sortent leur collection de photos, elles ne peuvent tout simplement pas l'identifier. Il n'y a pas d'anticorps fabriqué à l'avance qui offre une correspondance suffisamment bonne, donc les cellules soldats doivent tout recommencer.

Un vaccin contre la grippe

Il existe un vaccin contre la grippe et il marche tout juste parce que le virus tend à garder la même forme pendant une durée un peu plus longue que le virus du rhume. Nous jetons un coup d'œil à ce qui nous arrive de l'autre côté du monde. Nous prélevons des échantillons sur des personnes qui sont à Hong Kong et en Australie et nous savons que si nous pouvons faire fabriquer les vaccins et les donner rapidement aux personnes âgées au Royaume-Uni, il se peut que nous soyons capables de réduire le nombre de décès dus à la grippe cet hiver. Mais vous avez besoin d'un nouveau vaccin chaque année.

Donc, même si nous trouvons un vaccin contre le sida et qu'il marche, nous devrons probablement revacciner tout le monde à des intervalles fréquents. Il se peut que le virus ne soit toujours pas détruit. Il peut changer de forme de manière insignifiante, voire dans le corps d'une même personne, en quelques semaines, donc, les anticorps qui avaient une bonne correspondance au début d'un mois donné sont presque devenus inutiles à la fin du même mois.

Un virus habillé pour vous ressembler

Quoi que vous puissiez lire, la vérité c'est que nous n'avons jamais encore trouvé un seul anticorps humain qui soit puissant contre le VIH, même s'il a exactement la forme correcte. Presque chaque personne infectée produit des anticorps mais ces personnes tombent quand même malades et meurent. Ce virus est immunisé contre les anticorps.

Donc, la prochaine fois que vous entendrez parler de quelque scientifique merveilleux qui s'est injecté une dose de vaccin contre le sida, prenez garde ! La seule manière dont nous saurons s'il marche sera en lui injectant du sang prélevé sur une personne souffrant du sida et de voir ce qui se passe. Mais, combien de temps pensez-vous que vous devrez attendre avant d'être absolument certain qu'il n'aura jamais le sida ? Peut-être dix ans. Jusque-là, sa femme et ses enfants vivront dans le suspense, en sachant qu'il peut mourir et aussi qu'il peut être un porteur contagieux.

Peut-on lui faire un test ?

Vous vous demandez peut-être pourquoi nous ne lui faisons pas un test de recherche du sida. Malheureusement, le test du sida n'est pas de ce genre-là. Il est extrêmement difficile de détecter ce virus minuscule. Le seul test largement disponible que nous ayons en ce moment ne recherche pas le virus lui-même mais les anticorps que fabriquent presque toutes les personnes infectées. Donc, les personnes qui veulent un test doivent souvent attendre un certain temps après la dernière fois où ils ont couru un risque avant d'être testées, cela peut prendre jusqu'à douze semaines. Si nous trouvons des anticorps, cela signifie que la personne a été exposée à l'infection ou qu'il/elle a fabriqué des anticorps à cause du vaccin. On ne peut pas faire la différence.

La plupart des experts sont très déprimés quand on en vient à parler des vaccins. Ils disent qu'il nous faut encore dix ans avant de trouver un vaccin qui marche et, même si l'on en trouve un, cela prendra des années pour garantir qu'il est suffisamment sans danger pour être donné à de grands nombres de personnes et être produit en grandes quantités et à bas prix.

Les préservatifs ne sont pas la réponse totale au sida

Beaucoup d'églises n'aiment pas du tout parler des préservatifs. Mais, quelle est la vérité ? Les préservatifs sont-ils la réponse médicale ? Est-ce que l'encouragement à l'utilisation des préservatifs est quelque chose qui s'oppose aux valeurs du Christ? et, une autre question...

Si le sida tue, que le corps ne peut pas le combattre, que les médicaments ne le touchent pratiquement pas et que les vaccins sont plus ou moins inutiles, quel espoir y a-t-il? A chaque fois que je vais dans les écoles ou que je parle à des jeunes, ils me disent tous que les rapports sexuels sans danger sont ceux que l'on pratique avec un préservatif, même s'ils ont peut-être aussi décidé de ne jamais en utiliser un. Mais, s'ils changeaient d'avis et se décidaient à utiliser des préservatifs, est-ce que ces derniers sont vraiment aussi efficaces que les gens le disent? Une chose que personne n'aime vous dire, c'est que les préservatifs ne sont peut-être pas aussi sûrs que vous le pensez.

Voici la vérité :

Les préservatifs peuvent énormément réduire le risque de propagation du VIH mais ils ne sont pas sûrs à 100%.

Et voici un point de préoccupation :

Parfois, un encouragement aveugle à utiliser les préservatifs peut délivrer aux jeunes un message à deux faces: d'un côté, il les encourage au célibat, puis à être fidèle; d'autre part, il semble peut-être les encourager à avoir des partenaires multiples dans des situations où ils pourraient être exposés à l'infection à moins d'utiliser un préservatif.

Tout le monde convient qu'une chose, beaucoup plus que n'importe quelle autre, a produit l'explosion sexuelle des «folles années 60», avec la libération de la femme par rapport aux risques de grossesse, la capacité de planifier une famille de façon fiable et l'exploration des relations sexuelles libres. Les «folles années 60» ont été produites par la pilule, pas par le préservatif.

Les « bébés des préservatifs »

Avant les années 60, chaque mère avertissait sa fille que si elle couchait avec un garçon, elle pouvait se retrouver avec un bébé non désiré. Les préservatifs existent depuis des années, en fait depuis 1850 avant (et non pas après) Jésus Christ. Les Chinois anciens et les Romains savaient tout des préservatifs et ils n'étaient pas plus fiables à cette époque.

Pendant la deuxième guerre mondiale, les préservatifs étaient disponibles sans ordonnance et étaient la principale forme de contraception. Pourtant, les « bébés de la guerre » nés de femmes qui avaient eu une relation rapide avec un soldat en permission sont devenus une plaisanterie classique. Des milliers de parents et de grands-parents et d'oncles et de tantes d'aujourd'hui ont été des « bébés de la guerre » ou, après la guerre, des « bébés des préservatifs ». Ils ont été des bébés qui ont surpris et choqué des jeunes filles qui pensaient qu'elles ne risquaient pas de se trouver enceintes puisque que leur compagnon ou leur mari portait des préservatifs.

Même aujourd'hui, le succès des derniers préservatifs n'est pas aussi bon que beaucoup de personnes le pensent quand il s'agit de fiabilité pour éviter les grossesses. Si, en tant que docteur, j'avais 100 jeunes femmes parmi mes patientes qui avaient choisi le préservatif pour les empêcher d'avoir un bébé, chaque année, je pourrais m'attendre à en voir quatorze venir à mon cabinet en état de choc et de trouble parce qu'elles n'ont pas eu leurs règles. Elles ne peuvent tout simplement pas croire qu'elles sont enceintes parce que leur partenaire portait un préservatif.

Des préservatifs pleins de trous !

Juste pour mémoire, parmi les préservatifs de mauvaise qualité qui sont en vente, jusqu'à sept sur dix peuvent avoir des trous et des défauts quand vous ouvrez le paquet. Pour les meilleurs, seulement un sur 200 aura un trou avant que vous ne commenciez. Mais ce qui arrive après avoir ouvert le paquet est beaucoup plus important. Il peut être tout à fait difficile d'utiliser correctement un préservatif. En le manipulant maladroitement dans le noir, il peut être déchiré, s'accrocher à des bijoux, il peut éclater, tomber, s'enrouler et fuir s'il n'est pas retiré soigneusement à la fin de l'acte sexuel.

Si l'on est honnête, on doit dire que personne n'est tout à fait certain de la raison pour laquelle les préservatifs ont cette vilaine habitude de vous laisser tomber. Une bonne raison pourrait être que les gens qui disent les utiliser les achètent avec de bonnes intentions mais que, dans le feu de l'action, ils ne vont pas jusqu'à les mettre.

Vous pouvez être infecté, même avec un préservatif

Si vous deviez dessiner un spermatozoïde et un virus à la même échelle et que le spermatozoïde ait dix centimètres de longueur, le virus aurait la taille d'une tête d'épingle. Si un spermatozoïde peut passer d'un homme à une femme, alors les virus le peuvent également. Ils peuvent aussi passer d'une femme à un homme. Il n'est pas surprenant de voir maintenant arriver des rapports sur des hommes qui ont infecté leur femme, ou vice-versa, avec le VIH bien qu'ils aient utilisé correctement des préservatifs.

Même si un préservatif est défaillant, une femme est peu susceptible de devenir enceinte. Vous ne pouvez devenir enceinte que trois jours sur trente en un mois et, même si cela arrive un jour où il y a un œuf à fertiliser, beaucoup de personnes doivent essayer plusieurs fois avant de concevoir un bébé. En fait, cinq personnes sur 100 n'y arriveront jamais. Il faudra des mois ou des années d'essais anxieux à cinq autres personnes sur 100 pour réussir à avoir un bébé. Il faut environ quatre mois d'essais à M. et Mme Moyenne.

Mais avec le sida, vous pouvez théoriquement être infecté n'importe quel jour du mois. Une seule fois peut suffire pour qu'il ou elle vous le communique.

Les préservatifs sont comme des ceintures de sécurité

Les ceintures de sécurité sauvent des milliers de vies chaque année, mais on craint que, parce que les gens se sentent plus en sécurité quand ils les portent, elles n'encouragent les excès de vitesse, le non-respect des feux tricolores et les dépassements dangereux. En fin de compte, les gens peuvent finir par se trouver dans des situations beaucoup plus risquées et le nombre de vies sauvées pourrait ne pas être aussi élevé qu'il l'aurait dû.

C'est exactement la même chose pour les préservatifs : ils diminuent vos chances de mourir du fait d'une activité hautement dangereuse. Mais, en poussant les préservatifs et en les disant plus fiables qu'ils ne le sont, certaines campagnes sanitaires peuvent effectivement encourager les gens à ne pas changer leur mode de vie. «Continuez comme d'habitude, mais rappelez-vous seulement, quand vous le pouvez, d'utiliser un préservatif.»

C'est très simple : si vous vous apprêtez à prendre un risque en ayant une relation sexuelle avec quelqu'un qui pourrait être infecté (et comment le saurez-vous jamais puisque les gens ne disent pas la vérité et que cela ne se voit pas à l'œil nu) et que vous n'utilisez pas de préservatif, vous êtes fou.

Un préservatif peut très bien vous sauver la vie. Il ne fait aucun doute que les préservatifs ont déjà empêché des millions de personnes de mourir du sida.

Quand vous utilisez des préservatifs, assurez-vous qu'ils sont de bonne qualité. Les préservatifs peuvent se détériorer dans les pays chauds si on les conserve pendant des mois avant de s'en servir. Conjointement à leur utilisation, utilisez un spermicide contenant du nonoxynol pour réduire encore le risque. Si vous voulez utiliser un lubrifiant, utilisez ceux qui sont à base d'eau et contiennent un spermicide au nonoxynol. Les lubrifiants à base d'huile peuvent désagréger les préservatifs en quelques minutes.

Mais ne vous faites pas d'illusions en pensant qu'il n'y aura jamais de bébé ou que vous ne serez jamais infecté simplement parce que vous utilisez un préservatif.

Si vous avez régulièrement des rapports sexuels avec quelqu'un ou avec des personnes qui sont porteurs du virus, un jour, préservatif ou non, vous pouvez être infecté. C'est la même chose que pour quelqu'un qui aime conduire une voiture de sport rapide au-delà des limites permises par la sécurité routière et qui pense qu'il ne pourra jamais être tué dans un accident parce qu'il porte toujours une ceinture de sécurité. La ceinture lui offre plus de sécurité mais elle ne garantit pas qu'il ne sera pas blessé.

Vous ne pouvez pas avorter du sida

Les préservatifs réduisent le risque d'environ 85–95% mais je ne confierais pas ma vie à un préservatif. Il y a des gens qui ont été infectés ou qui sont morts bien qu'ils les aient utilisés. Les préservatifs ne sont pas aussi sûrs que certains d'entre vous le pensent. Toute la littérature sur la santé dit : «Pour des relations sexuelles plus sûres, utilisez un préservatif». Le problème c'est que nous n'entendons que ce que nous voulons bien entendre. Nous entendons «sûr». Comme quelqu'un l'a dit récemment, vous pouvez avorter d'un bébé mais vous ne pouvez pas avorter du sida.

Les préservatifs peuvent être portés par les femmes

Il existe maintenant certaines nouvelles formes de préservatifs qui sont disponibles. Ils sont fabriqués dans la même matière que les préservatifs ordinaires mais comportent un œillet pour les garder en place à l'intérieur de la femme. Ils peuvent assurer une mesure de protection supplémentaire. Le problème est que, quand un homme et une femme ont effectivement un rapport sexuel, ces membranes de caoutchouc très fines, qu'elles soient portées par un homme ou par une femme, peuvent glisser ou se déplacer. Ces choses arrivent et aucun des deux partenaires ne s'en rend compte, si ce n'est après quand il est trop tard. Plus ces objets sont résistants et épais, moins les gens veulent en entendre parler. Le préservatif idéal est invisible, ni l'un ni l'autre partenaire ne ressentant quoi que ce soit de différent. Ce type de préservatif n'existe pas, bien que certains disent que le préservatif féminin représente une amélioration et qu'il puisse être réutilisé plusieurs fois. 35 millions en ont été vendus dans le monde entier.

Les préservatifs doivent faire partie de la réponse chrétienne au sida

Les églises prennent des positions très différentes sur la question du préservatif mais, même si une église est contre les préservatifs, réfléchissez à ceci : un homme vient voir le pasteur parce qu'il a été infecté par une transfusion sanguine et craint pour la santé de sa femme. Tous deux ont subi un test. Il est infecté mais elle ne l'est pas. Quel conseil va-t-on lui donner ? Assurément, le conseil sensé est qu'à la fois le mari et la femme comprennent qu'il y a un risque sérieux pour la vie de cette dernière s'ils ont des relations sexuelles non protégées mais que, s'ils utilisent un préservatif à chaque fois qu'ils ont un rapport sexuel, cela réduira énormément le risque d'infection pour elle. Dans une telle situation, ce serait de la folie, et peut-être presque un acte criminel, de ne pas informer le couple des avantages réels que présente l'utilisation du préservatif.

Dans une telle situation, calculons donc les risques. Nous savons que si les deux partenaires sont en bonne santé, mis à part celui qui est séropositif, c'est à dire que ni l'un ni l'autre ne souffre d'une syphilis, gonorrhée, chancrelle ou autre maladie chronique transmise sexuellement et non traitée, les chances de transmettre le VIH dans le cadre de relations hétérosexuelles normales au cours d'un seul épisode sont probablement inférieures à une sur 200. Et nous savons que l'utilisation d'un préservatif peut encore réduire le risque de 90% ou plus. Cela signifie que le risque de contracter le sida à partir de votre mari ou de votre femme, si vous utilisez soigneusement des préservatifs dans une telle situation, est probablement inférieur à un sur 2 000. En d'autres termes, en moyenne, un couple comme celui-là devrait avoir 2 000 rapports sexuels avant que le partenaire non infecté ne contracte le VIH. Bien sûr, cela pourrait arriver après vingt rapports ou peut-être pas avant 10 000. C'est un chiffre moyen que vous obtiendriez en suivant ce qui arrive à des centaines de couples.

Pour un chrétien, il semble donc évident que, du moins dans certaines circonstances, il n'y ait aucune réserve de quelque sorte que ce soit au sujet de l'utilisation d'un préservatif quand le but est de sauver la vie d'un homme ou d'une femme liés par le mariage. Jusqu'où nous pouvons aller sur cette voie, cela dépend de l'église et, comme je l'ai dit, les traditions et les cultures varient énormément.

Le dilemme des couples fiancés

Par ailleurs, certains leaders d'église dans des pays fortement affectés disent qu'ils ne marieront pas les couples si ces derniers n'ont pas subi de test et, si un membre du couple ou les deux est/sont séropositif(s), ces leaders leur interdisent de se marier. Pourtant, je ne peux trouver aucun passage de la bible qui soutienne une telle action. De toute évidence, nous devrions encourager les gens à être très soucieux et responsables. Si à la fois l'homme et la femme sont séropositifs, je ne vois pas de raison médicale les empêchant de se marier, pas plus que dans le cas de deux personnes atteintes du cancer. Ce qui est le plus probable, c'est qu'ils réfléchiront très attentivement avant d'essayer d'avoir des enfants, en partie à cause du risque de les infecter, même si les médicaments contre le VIH peuvent réduire ce risque quand ils sont pris pendant la grossesse. Et ils le feront aussi en partie à cause du risque affectant le bien-être de l'enfant s'il devient orphelin quand il est très jeune.

Un couple fiancé où une personne est infectée et pas l'autre se trouve dans une situation terrible parce qu'ils entrent dans une relation à long terme où l'acte démontrant la plus grande intimité pourrait tuer l'un d'entre eux. Mais, même dans ce cas, il me semble que ces choses sont des questions qui relèvent de la compétence d'un conseiller personnel sensible et ne peuvent être établies comme des règles absolues de l'Eglise.

Que dire de l'usage du tabac?

Je m'entretenais récemment de toute cette question des préservatifs avec de nombreux leaders d'église au Burundi. Je leur ai demandé s'ils approuvaient l'usage du tabac. Ils ont répondu non. Je leur ai fait remarquer que l'on peut fumer des cigarettes avec ou sans filtre et que les cigarettes avec filtres sont bien moins dangereuses. Elles tuent moins de personnes. Donc, s'ils avaient un ami qui insiste pour fumer, est-ce qu'ils l'encourageraient à fumer des cigarettes à filtre? Lui expliqueraient-ils à quel point cela est plus sûr? Ou bien penseraient-ils que cela ne ferait qu'encourager cet ami à fumer plus?

Ils ont convenu que, quelle que soit leur opposition à l'usage du tabac, la dernière chose qu'ils voudraient serait que ces cigarettes soient encore plus dangereuses et ils pensaient que la publicité du gouvernement devrait expliquer que les fumeurs bénéficieraient de l'utilisation des marques à filtres.

J'ai fait remarquer qu'il s'agissait, en de nombreux points, de la même discussion que celle concernant les préservatifs. Si quelqu'un est sur le point de prendre un risque de toute façon (malgré tout notre pouvoir de persuasion) et pouvait perdre la vie en conséquence d'un rapport sexuel avec un partenaire infecté cette nuit même, n'aurions-nous pas la même obligation de l'avertir des risques et de lui expliquer comment éviter un arrêt de mort à petit feu?

Donc, pour moi, la question est claire: nous faisons tout ce que nous pouvons pour encourager le célibat et la fidélité, mais nous sensibilisons également les gens au fait qu'il y a un moyen de réduire le risque de mort, s'ils décident de n'en faire qu'à leur tête.

Les préservatifs sont trop coûteux pour que les nations pauvres puissent les donner à tout le monde

Il y a un autre problème avec les préservatifs : leur coût. Seul le préservatif féminin peut être utilisé sans danger plusieurs fois. Donc, qui va les fournir ?

Il a été un jour offert à l'Alliance ACET International – le réseau de programmes de lutte contre le sida dans de nombreuses nations que j'ai aidé à fonder en 1988 – 140 millions de préservatifs chinois livrés dans n'importe quel port d'Afrique pour un certain prix. Je leur ai dit que, même si nous avions l'argent, j'avais calculé que 140 millions de préservatifs ne dureraient que juste une nuit sur le continent africain. Ensuite, que feraient les gens ? De plus, cela grèverait la totalité de notre budget de lutte contre le VIH pendant très longtemps. Même l'Organisation Mondiale pour la Santé n'a pas assez d'argent pour financer de tels plans sur une base durable. En 1990, en Ouganda, un homme d'affaires riche a offert au ministère de la santé un demi-million de préservatifs et le ministre a eu la même réaction : « Merci beaucoup, mais ils ne dureraient qu'une journée dans notre pays. » Nous devons réfléchir plus loin que les morceaux de caoutchouc. Nous devons affronter la réalité. Nous devons réfléchir sur une échelle beaucoup plus étendue dans l'espace et dans le temps.

Il se peut que les préservatifs soient une solution pour les gens riches qui peuvent en acheter autant qu'ils en ont besoin ou pour ceux qui ont la chance de vivre près d'un point de distribution gratuite, mais une chose est claire : les nations riches ne sont pas disposées à, ni capables de, payer assez d'argent pour que le caoutchouc protège chaque acte sexuel dans le monde des deux-tiers. Donc l'idée que nous devrions simplement dire à tout le monde d'utiliser des préservatifs n'est qu'une cruelle plaisanterie. Et quand 2 milliards de personnes vivent avec un revenu inférieur à 2 $ par jour et habitent dans des pays où le budget de santé n'est que de 2 $ par personne pour toute une année, comment les préservatifs peuvent-ils être une solution durable et abordable, appropriée au niveau local ?

Les préservatifs doivent être produits dans des usines utilisant des technologies de pointe, selon des normes élevées, emballés soigneusement et bien conservés. C'est pourquoi ils coûtent cher et représentent une solution «de style occidental» bizarre pour une société utilisant une technologie rudimentaire où de nombreux villageois n'ont peut-être que très peu d'objets manufacturés : un conteneur d'eau en plastique, une paire de casseroles, une radio à piles et les vêtements qu'ils portent. Tout le reste est produit localement à partir de ce qui pousse ou est tiré de la terre. Est-ce que nous nous attendons vraiment à ce que les préservatifs soient la réponse dans des endroits pareils ? Bien sûr, les préservatifs offrent aussi l'avantage d'assurer un contrôle des naissances pour ceux qui le souhaitent, mais les questions pratiques demeurent.

Le VIH est une question de développement

C'est l'une des raisons pour lesquelles nous concluons que le VIH est une question de développement. Pour de nombreuses raisons, la pauvreté encourage la propagation. L'ignorance, le manque de soins de santé, les mauvaises communications, le dénuement, les enfants qui gagnent de l'argent ou de la nourriture en échange de rapports sexuels de rencontre et ainsi de suite. Ces cycles de privation doivent être brisés tous ensemble. La concentration sur le VIH uniquement ne réussira pas à elle seule à arrêter le sida.

Prenez l'exemple d'une professionnelle du sexe séropositive : comment vivra-t-elle si elle arrête d'offrir ses services aux hommes ? Qui nourrira ses enfants ? Qui paiera ses médicaments ? Les campagnes de prévention ne sont pas suffisantes. Nous avons besoin d'une approche holistique.

C'est pourquoi l'une des armes contre le VIH est la croissance économique : encourager les investissements, les affaires et les échanges internationaux. Les micro-opérations bancaires, les plans de génération de recettes et autres programmes d'auto-assistance ont un rôle vital à jouer, non seulement en relevant les revenus généraux au niveau national, mais aussi en aidant ceux qui sont atteints par le VIH à reconstruire leur vie et les orphelins à survivre. J'ai vu 40 000 personnes arrachées simultanément à la pauvreté absolue dans des endroits comme Delhi. Ces gens avaient vécu dans des tentes et des taudis et habitaient maintenant dans des maisons à deux étages avec toutes les commodités. Ils avaient des affaires florissantes essentiellement en conséquence de plans de micro-opérations bancaires où des groupes de femmes contractaient ensemble de petits emprunts pour plusieurs affaires et se garantissaient mutuellement.

Comme nous l'avons vu, le sida est une maladie terrible pour laquelle il n'existe ni traitement ni vaccin. Le seul espoir est d'enseigner aux gens comment se protéger contre l'infection. S'il n'y a ni traitement ni vaccin et que les préservatifs ne font que réduire le risque tout en étant inabordables ou indisponibles pour des centaines de millions de personnes, quelle est la réponse ?

Expérience en Afrique

Il y a juste quelques semaines, j'ai pris l'avion pour un pays où une réponse était requise de toute urgence pour empêcher une grande partie de toute une génération de disparaître. L'Ouganda a eu dans le passé plus de cas de sida déclarés que n'importe quel autre pays d'Afrique. Vous pourriez penser que cela signifie que c'est le pays le plus affecté : ce n'est pas le cas. C'est assurément le pays qui a les chefs les plus honnêtes et les plus courageux. Et c'est le pays où s'est déroulée l'une des campagnes les plus réussies au monde avec des résultats spectaculaires.

Il y avait plusieurs autres nations africaines qui avaient un problème aussi grave, ou peut-être même pire, et qui ne se manifestaient pas. Un pays avait en fait diminué le nombre de cas qu'il avait admis, même si les médecins de ce pays savaient que les chiffres étaient truqués. Si les gens pensent que vous avez beaucoup de cas de sida, les grandes sociétés partent et les touristes ne viennent plus. L'économie s'effondre et, en plus des milliers de jeunes malades supplémentaires dont vous devez vous occuper, vous avez maintenant un taux élevé de chômage et une pauvreté croissante.

Le gouvernement de l'Ouganda a admis ouvertement qu'il y avait un grave problème. Cela a ouvert les portes aux secours internationaux et aussi à l'éducation. Comment pouvez-vous éduquer des gens sur une importante cause de décès quand vous n'admettez pas officiellement que quelqu'un en meurt?

Dans certaines parties de l'Afrique centrale, un chauffeur de camion sur trois parmi tous ceux qui conduisent des camions le long des routes principales est infecté, de même que la moitié des jeunes filles qui traînent le soir dans les bars. Peut-être un sur cinq de tous les jeunes hommes et femmes dans certaines de ces villes sont infectés. Certains ont dit qu'ils pensaient qu'il y avait des villes d'Afrique centrale où peut-être la moitié des jeunes gens sexuellement actifs sont en train de mourir.

Comme n'importe quelle autre maladie d'origine sexuelle

J'ai rencontré une mère qui avait perdu deux filles. Son visage était une image de la douleur. Calme et digne, elle m'a raconté comment elles étaient mortes. « J'aurais préféré que ce soit moi, » a-t-elle déclaré, « elles étaient si jeunes. » En Afrique, l'infection s'est toujours propagée comme n'importe quelle autre maladie d'origine sexuelle : d'un homme à une femme et d'une femme à un homme. Les Européens qui restent dans ces pays reviennent souvent dans leur pays infectés après n'avoir eu des rapports sexuels que quelques fois.

En 1988, je me suis rendu en Ouganda pour la première fois : nous avons parlé à plus de 20 000 personnes en environ dix jours, à la demande et sur l'invitation des ministères de la santé et de l'éducation. Quand nous sommes allés dans les écoles et avons demandé à ceux qui connaissaient personnellement quelqu'un qui était mort du sida de lever la main, la moitié d'entre eux l'ont fait. Deux ans plus tard, c'était presque tout le monde.

Nous avons organisé des réunions en plein air avec un grand groupe de musiciens africains bruyant, un énorme système de sonorisation et des interprètes. Des milliers de personnes sont venues des villages locaux. Jusqu'à 2 500 se sont assis sur la place ou sont restés debout sans bouger, en rangs serrés, pendant environ trois heures, alors que nous aidions les personnes locales à éduquer et à répondre aux questions. La plupart du public était constitué d'hommes qui ne participent normalement presque jamais à ce genre d'événement. Ils étaient venus parce que, dans la région où nous étions, le sida était devenu pour chacun une question de vie ou de mort.

Souhaitant à toute force subir un test

De nombreux jeunes gens sont venus à moi car ils voulaient subir un test. Ils avaient de bonnes raisons d'être inquiets. Ils savaient qu'il y avait une très forte chance pour que l'un ou l'autre membre d'un couple prêt à se marier puisse être infecté. S'ils l'étaient tous les deux, c'était une chose, mais sinon, alors l'un d'entre eux pouvait tuer l'autre. Que devaient-ils faire ? C'est extrêmement faible que de se contenter de leur dire d'utiliser des préservatifs pour le reste de leur vie.

Et que dire des enfants ? Si la fille a un bébé, elle sait que l'infection peut être transmise dans le lait. Elle veut subir le test pour être sûre qu'elle ne tue pas involontairement son bébé. Une épouse est venue me voir. Elle était inquiète parce que son mari était souvent dehors avec d'autres femmes tard dans la nuit. Il a reconnu qu'il avait été infidèle à plusieurs reprises au cours des dix dernières années et ils ont réalisé tous les deux qu'ils pouvaient facilement être infectés, comme tant des personnes qu'ils connaissaient et qui étaient mortes. Ils voulaient savoir si le mari pouvait encore coucher avec quelqu'un sans danger et à plus forte raison avec sa propre femme.

Toutes ces personnes anxieuses n'ont pas seulement besoin d'être conseillées. Certaines d'entre elles ont besoin de subir un test de toute urgence. Les tests sont l'une des armes les plus puissantes que nous ayons dans la lutte contre le sida car ils aident à identifier ceux qui sont porteurs du virus de façon à ce qu'ils puissent prendre des mesures pour ne pas tuer d'autres personnes et recevoir un traitement efficace. Ils aident aussi d'autres personnes à découvrir qu'elles et leurs partenaires ne sont pas infectés et qu'ils peuvent donc profiter de relations sexuelles en toute quiétude, sans l'intervention du caoutchouc, pendant toute leur vie, sans aucun risque de devenir séropositifs à moins que l'un d'entre eux ne soit infidèle.

Un partenaire pour la vie

La réponse du gouvernement ougandais à la crise a été rapide et impressionnante. Pas de messages délayés. Pour lui, la réponse était évidente et claire: «Des rapports sexuels sans danger, ce sont des rapports entre des personnes vierges qui sont maintenant mariées pour la vie. (Si vous ne pouvez vraiment pas y arriver, un préservatif pourrait vous sauver la vie.)»

En Afrique, de nombreux gouvernements ont été très préoccupés au sujet de la propagation issue des traitements médicaux. Dans certaines zones, un litre de sang sur cinq donnés aux banques du sang des hôpitaux est plein de virus. Heureusement, presque partout en Afrique, il y a maintenant des installations pour tester le sang. Les aiguilles peuvent aussi faire l'objet d'une pénurie ou les équipements nécessaires pour le réchauffement ou la stérilisation peuvent être cassés ou indisponibles. On ne saura jamais exactement combien de personnes les médecins et les infirmières ont tuées en Afrique sans le savoir. Une partie importante de la campagne sanitaire a donc été d'assurer que chacun était conscient des dangers présentés par le sang et par les aiguilles.

Les gens disent que l'Afrique est différente

Beaucoup de personnes ont essayé de penser à diverses raisons pour lesquelles l'Afrique est différente. Vous avez le choix. Certains disent que les Africains sont particulièrement sensibles au VIH et que c'est la raison pour laquelle il se propage si vite. Ils sont parvenus à cette réponse à partir de l'expérience acquise dans un dispensaire de Londres. Pendant six mois, c'est la réponse qui a circulé tout autour du monde jusqu'à ce que les médecins confessent publiquement qu'ils s'étaient trompés dans leurs totaux.

L'autre raison qui a été avancée est que les Africains vivaient beaucoup plus dans la promiscuité. Les gens croient ce qu'ils veulent croire. Alors qu'il est certainement vrai que certains modes de comportement encouragent les partenaires sexuels multiples dans certaines parties de l'Afrique, la différence n'est pas suffisante pour expliquer ce qui arrive.

Une autre suggestion a été que les traitements médicaux étaient sales et que les aiguilles souillées et le sang infecté étaient la raison. Il est facile de porter des jugements quand vous êtes installé dans votre fauteuil et que vous êtes éloigné de la situation par presque 10 000 kilomètres. Le fait est que, si c'était vrai, chaque groupe d'âge recevant des soins médicaux par injection serait susceptible de contracter le sida, alors que ceux qui sont le plus infectés sont des hommes et des femmes jeunes sexuellement actifs.

Enfin, certains suggèrent qu'une première infection par une maladie pourrait ouvrir le corps à d'autres infections. Nous avons de très fortes raisons de penser que cela arrive. Le bon sens nous dit que si vous êtes déjà malade de façon chronique et qu'ensuite vous soyez infecté par le virus du sida, vous n'êtes pas dans le meilleur état possible pour le combattre. La malaria et autres maladies tropicales pourraient être responsables.

Cependant, l'explication la plus probable est celle donnée par d'autres maladies d'origine sexuelle. Celles-ci se propagent dans tous les pays mais les maladies sexuellement transmissibles (MST) chroniques sont beaucoup plus courantes dans les nations plus pauvres où il y a moins d'installations de soins de santé. De plus, rechercher les partenaires sexuels de ceux qui sont infectés peut être plus difficile dans des nations qui ont des systèmes communautaires moins bien organisés. Nous savons très bien que si un homme ou une femme est infecté(e) par la gonorrhée ou la syphilis ou par une maladie similaire, les petites blessures occasionnées par ces microbes deviennent des voies faciles vers l'intérieur du corps pour le virus du sida.

L'une des raisons pour lesquelles le VIH se propage si vite dans des endroits comme Mumbai en Inde, c'est qu'environ la moitié des adultes dans cette grande ville sont porteurs d'une MST active non traitée.

Vous pouvez voir par vous-même que tout ce qui est arrivé en Afrique centrale va forcément arriver dans une certaine mesure en Occident. C'est un homme stupide que celui qui revient d'avoir examiné en détail ce qui arrive en Afrique et qui déclare que le sida ne se propagera pas et n'affectera personne d'autre que les hommes homosexuels et les drogués au Royaume-Uni. Il n'est pas seulement stupide, il est aussi ignorant : en 2001, la majorité des personnes nouvellement infectées au Royaume-Uni étaient des hétérosexuels et la plupart d'entre eux avaient été infectés dans d'autres pays.

Comment rester non-infecté ?

Vous devez décider, si vous ne l'avez pas déjà fait, que la prochaine personne avec qui vous aurez un rapport sexuel sera la personne avec laquelle vous engagez à faire l'amour pour le reste de votre vie. Certains disent que la vie n'est pas si simple. Que dire si cette personne a eu plusieurs partenaires avant ou que dire si c'est votre cas ? Que se passe-t-il si votre partenaire est infidèle ou s'injecte de la drogue ?

La question du test est une question difficile et complexe et chaque personne ou couple est différent(e). Quand le risque est important, il pourrait très bien valoir la peine qu'une personne ou les deux subisse(nt) un test par souci de l'autre. Vous avez besoin des conseils médicaux spécialisés offerts par votre médecin ou par un dispensaire spécialisé.

L'autre décision que vous devez prendre, si vous ne l'avez pas déjà fait, c'est de ne jamais, absolument jamais, quelles que soient les circonstances, vous laisser piquer avec une aiguille qui pourrait contenir des traces du sang de quelqu'un d'autre.

Risque zéro

Si vous respectez ces deux choses très simples, vous réduirez les risques à presque zéro. Tout risque restant viendrait du fait que votre partenaire continue à prendre des risques, surtout si vous êtes tenu(e) dans l'ignorance ou si vous êtes dans des professions médicales ou prodiguez des soins. Si vous faites partie de ce groupe, vous devriez avoir déjà reçu des instructions claires sur les façons de vous protéger tout en prodiguant aussi en même temps des soins excellents. La règle de base est de garder le sang et tout autre liquide organique le plus éloigné possible de votre peau.

Dans le chapitre suivant, nous examinerons certains des soucis et problèmes communs qu'ont les gens.

CHAPITRE TROIS

La détresse du sida
– les questions que posent les gens

Le problème avec le sida, c'est que la plupart des gens sont beaucoup trop effrayés pour poser les questions essentielles.

«Mon amoureux dit que je ne l'aime pas parce que je ne veux pas avoir de rapport sexuel avec lui.»

Une chose est absolument certaine : il ne vous aime pas ou, s'il vous aime, il ne vous respecte pas. S'il fait pression sur vous pour que vous vous donniez à lui sans engagement réel de sa part, il est plus intéressé par le fait de s'offrir du plaisir à lui-même que par la construction d'une relation avec vous.

«Je connais mon ami et il dit qu'il est également vierge, donc cela doit être sans danger.»

Un homme vous dira tout ce qu'il veut pour avoir un rapport sexuel avec vous, s'il le veut assez fort. Le monde est plein de filles et de femmes blessées qui ont été très salement laissées tomber. Elles ont accepté d'avoir un rapport sexuel comme un moyen de s'attacher un homme, de peur que la relation ne soit brisée, parce qu'il avait promis qu'ils se marieraient un jour. Mais il n'avait absolument aucune intention de se laisser «piéger» pour la vie.

Vous cherchez peut-être un foyer, un mari qui vous aimera,

s'occupera de vous et sera un bon père pour vos enfants. Mais votre amoureux ne cherche peut-être qu'un bon moment, sans engagement, et une relation qu'il peut arrêter comme un robinet quand, un jour, il rencontre une nouvelle personne ou qu'il en a assez. Dans l'intervalle, vous entendrez tout ce que vous avez rêvé d'entendre : « Je t'aime. Tu es la seule fille pour moi. Je suis engagé envers toi. »

Dans tous les cas, même s'il est vierge maintenant, pensez-vous vraiment qu'il ne va jamais coucher avec aucune autre fille pendant le reste de sa vie ? Est-ce vraiment cela ? Est-ce qu'il est le gars qui ne va jamais regarder une autre fille de sa vie ? S'il a tellement envie d'avoir un rapport sexuel avec vous avant tout engagement quelconque dans le mariage, il aura juste autant envie d'essayer avec quelqu'un d'autre plus tard ou peut-être même après votre mariage.

« Nous devons nous marier l'année prochaine. Nous n'avons pas encore eu de rapports sexuels ensemble. Mais, tous les deux, si nous sommes honnêtes, avons déjà une certaine expérience. Devrions-nous subir le test tous les deux avant de nous marier ? »

C'est maintenant une question très urgente pour de nombreux couples, surtout en Afrique où les risques d'épouser une personne infectée sont énormes. Beaucoup de personnes demandent à subir le test pour cette raison. Je pense que c'est très justifié. Cela dépend de la taille du risque qui a été pris. Un membre de l'église est venu me voir l'autre jour. Il s'injectait régulièrement de l'héroïne jusqu'à il y a quelques années quand il est devenu chrétien, ce qui a changé toute sa vie, et qu'il a quitté cette habitude. Devait-il être testé avant d'aller plus loin ?

Ces questions exigent des conseils individuels éclairés. Il n'y a pas de réponse correcte standard. En règle générale, s'il est possible que vous ou votre futur(e) partenaire ayez été exposés au VIH, vous voudrez tous les deux subir le test par amour mutuel et souci de l'autre. Quelle horreur si vous tuiez celui/celle que vous aimez ! De nombreuses églises dans les pays où le sida est un grave problème refusent désormais de marier les gens sans qu'ils aient d'abord subi le test.

Et que dire des résultats ? Si les deux sont négatifs, ce sont des nouvelles merveilleuses. Si l'un est positif et l'autre négatif, les conséquences du mariage pourraient être très graves. Je ne dis pas qu'on ne devrait pas leur permettre de se marier. Cela me semble être un choix personnel, mais les deux personnes concernées doivent comprendre les risques. Cela signifiera l'utilisation très soigneuse d'un préservatif à chaque fois qu'ils auront un rapport sexuel et ils devront trouver d'autres moyens d'exprimer leur intimité et leur affection autrement que par un rapport sexuel complet. Cela signifiera (probablement) la décision de ne pas avoir d'enfant puisque le fait de faire un bébé comporterait le risque de tuer la future mère ou le futur père. Si tous deux sont déjà infectés, il n'y a aucune raison pour qu'ils ne se marient pas puisqu'ils ne vont pas se tuer l'un l'autre en se transmettant le virus. Ils auront le même dilemme lié à la question d'avoir ou non des enfants.

La meilleure personne à qui parler des tests VIH est un conseiller spécialisé dans un dispensaire de soins pour les maladies génito-urinaires (MST). Il y en a dans la plupart des grands hôpitaux. Normalement, vous n'avez pas besoin de rendez-vous et ils respecteront totalement le secret professionnel. Ils le doivent, sinon personne n'irait jamais les voir.

« A quel point le VIH est-il contagieux ? »

Le VIH est beaucoup moins contagieux que, par exemple, l'hépatite B. Supposons qu'il y ait un accident pendant qu'un docteur prélève du sang sur une personne séropositive et se pique avec l'aiguille. Nous savons à partir de beaucoup de cas de cette sorte qu'une infection consécutive à un tel accident est peu courante, le risque est de un pour 200 ou plus. Donc, un docteur devrait avoir environ 200 accidents comme celui-là en moyenne avant d'être lui-même infecté, parce que la quantité de VIH qu'il faut pour contracter une infection est tout à fait élevée. Mais avec l'hépatite B, un docteur n'aurait qu'à avoir en moyenne 5 accidents pour être infecté.

Maintenant, si c'est effectivement le cas que le risque n'est que d'un sur 200 quand on vous pique avec une aiguille médicale, vous pouvez voir que le risque provenant de, disons, une éclaboussure de sang sur votre main, est en vérité très très petit. Une peau intacte est habituellement une barrière superbe contre le VIH. Mais, un jet de sang dans l'œil peut être dangereux. Et c'est tout aussi dangereux de s'injecter des drogues comme l'héroïne avec du matériel commun où le sang de la personne précédente est mélangé à l'injection donnée à la personne suivante.

Pendant un rapport sexuel normal entre un homme et une femme, le risque est d'environ un sur 200 lors d'un épisode unique de rapport sexuel sans protection avec un partenaire infecté. Mais si l'un ou l'autre a une autre maladie d'origine sexuelle non traitée, comme la chancrelle ou la gonorrhée et que ni la personne atteinte ni le partenaire ne le réalise, le risque de transmission pourrait être de dix à vingt fois plus élevé.

Donc, le VIH est beaucoup moins contagieux que la plupart des gens ne le réalisent. Si c'est le cas, pourquoi se propage-t-il si vite en de nombreux endroits? La raison est que, bien que le risque d'un acte individuel puisse être tout à fait faible, quand le même acte est répété encore et encore ou quand plusieurs millions de personnes sont concernées, le nombre de risques pris dépasse les limites de la comptabilisation et le virus a une chance énorme de passer d'une personne à une autre.

«Je suis troublé(e) parce que beaucoup de gens disent que certaines choses peuvent vous donner le sida et d'autres gens disent le contraire.»

C'est très troublant pour les gens et la plupart d'entre eux, en général, ont plus peur des histoires que de quoi que ce soit d'autre. Est-ce que je peux attraper le sida à partir d'une tasse ? Et que dire des baisers ou de la natation ou des moustiques ou de quoi que ce soit d'autre ? Avant de répondre à toutes ces questions en détail, nous devons considérer les sortes de dangers auxquels nous nous exposons chaque jour.

A chaque fois que vous voyagez en voiture ou en autobus, vous pourriez mourir dans un accident et, dans un autobus, vous pouvez attraper la grippe. Vous pouvez vous faire mordre par un chien ou vous faire agresser en rentrant chez vous après le travail. Le monde peut être un endroit dangereux mais il faut mettre les choses en perspective sinon nous nous rendrions malades d'inquiétude. Certaines personnes se laissent dépasser par toutes ces choses et se montent tellement la tête qu'elles ne peuvent plus sortir de chez elles. Elles ont besoin d'une aide intelligente. D'autres se moquent d'elles : « Assurément les gens réalisent que le risque de survenance d'une chose affreuse est incroyablement infime ? »

Quand on en vient au sida, même le plus sensé d'entre nous peut commencer à se comporter d'une manière très bizarre. Un homme adulte laisse un paquet sous la pluie à la porte d'une maison parce qu'il a peur de parler à qui que ce soit qui y habite. Un agent communautaire a peur de boire sa tasse de thé. A l'église, les gens évitent la communion parce qu'ils ont peur de la coupe commune, même si elle est sans danger. Lors d'une conférence, très peu de personnes veulent serrer la main d'un intervenant en visite.

Il y a quelques années, l'équipe de soins communautaires d'ACET avec laquelle je travaillais a eu besoin de trouver rapidement des bureaux plus grands. Après beaucoup de recherches, nous avons trouvé un endroit idéal mais les propriétaires ont eu peur que nous ne polluions les toilettes et nous ont empêchés d'emménager.

Le problème est que si je vous disais que beaucoup de ces choses ne comportaient absolument aucun risque, vous ne me croiriez probablement pas. Mais si je vous disais qu'en fait il y a un risque, vous passeriez probablement le reste de votre vie à vous inquiéter. Cela ne m'intéresse pas de vous faire peur ni de vous rassurer. Ce que je veux, c'est que vous connaissiez les faits pour que vous puissiez décider vous-même. Nous allons maintenant examiner quelques exemples :

« J'ai lu dans un journal qu'un expert avait dit qu'on pouvait contracter le sida en mangeant un repas. Est-ce vrai ou non ? »

Non ! Je suppose qu'en théorie si un serveur infecté se coupait le doigt avec un couteau tranchant et tenait son doigt au-dessus de votre repas pendant que le sang frais coule et qu'ensuite il mette ce repas en face de vous et que, quand vous prenez votre première bouchée, vous vous mordez la langue de façon à ce que le sang du serveur pénètre par une coupure dans votre bouche, peut-être y aurait-il la plus petite chance que vous puissiez être infecté. Mais c'est juste aussi stupide que de ne pas vouloir voyager en bus au cas où il y aurait un accident.

« On dit que vous ne pouvez pas contracter le sida par un baiser, mais j'ai entendu dire qu'il était dans la salive et que quelqu'un avait été infecté par une morsure. »

Vous avez deux fois raison. Le virus qui provoque le sida peut être trouvé dans n'importe quel liquide organique d'une personne qui est infectée. Il n'y est pas toujours et parfois il n'est présent qu'en toutes petites quantités. S'il est présent dans la salive, pourquoi les personnes ne sont-elles donc pas infectées par les baisers ?

La réponse sincère, c'est que nous ne le savons pas vraiment, mais voici ce que nous pensons : pour commencer, il semble qu'il pourrait y avoir certaines choses dans la salive qui attaquent le virus. Deuxièmement, le virus n'est souvent trouvé qu'en très petites quantités dans la salive. Troisièmement, même si le virus d'une personne infectée pénètre dans votre bouche, il est condamné, sauf s'il peut trouver très rapidement un chemin vers votre circulation sanguine. En quelques secondes, un torrent de salive le chassera de la cavité de votre bouche dans un énorme tuyau débouchant sur un immense lac d'acide extrêmement puissant (votre estomac) où le virus sera instantanément détruit et désagrégé en des milliers de morceaux pour être digéré. S'il survivait sous une forme endommagée sans avoir été entièrement désagrégé, en quelques heures il serait éjecté à l'autre extrémité de l'intestin et précipité dans les toilettes.

La seule façon dont un virus dans votre bouche pourrait vous infecter serait dans le cas où il y aurait une blessure, un aphte buccal ou un saignement de gencive dans votre bouche. Les médecins ont examiné soigneusement chaque cas d'infection connu pour découvrir comment il était apparu. Dans tous les cas étudiés jusqu'à présent à travers le monde nous n'en avons pas trouvé un seul, pour autant que je sache, qui ait été provoqué par un baiser.

Cependant, il est possible qu'une morsure humaine causée par une personne infectée puisse infecter quelqu'un d'autre. Je peux penser à deux cas où cela est arrivé. Dans le premier cas, on pense qu'un garçon a mordu son frère et, dans le second cas, une fille a mordu sa sœur. Il est facile de comprendre pourquoi cela est différent du baiser. Après tout, les dents sont entrées dans la peau en injectant une petite quantité de salive, de façon exactement aussi efficace qu'une morsure de serpent.

« Est-ce que je devrais arrêter d'embrasser mon amoureux ? »

Bien sûr que non ! Bien que, il est vrai, si je suis tout à fait honnête, si j'étais jeune et célibataire et que je découvrais qu'une fille avec qui je sors est infectée, je ne voudrais probablement pas lui faire de longs et profonds baisers !

« Est-ce que les bébés peuvent être infectés par le lait de leur mère ? »

Oui. Le VIH peut infecter un bébé parce que la paroi de sa bouche et de son estomac est si fine que le virus peut la traverser. Pour mettre le plus possible son bébé à l'abri du danger, il serait préférable qu'une mère séropositive ne nourrisse pas son bébé au sein. Et pourtant, cela dépend. L'enfant se trouvera mieux en buvant le lait infecté de sa mère plutôt que d'être nourri avec du lait en poudre fabriqué en milieu non stérile ; les biberons de lait faits avec de l'eau non bouillie peuvent tuer les bébés par la diarrhée et les vomissements.

« Peut-on attraper le sida à partir d'un siège de toilettes ? »

Non !

« Vous dites que le virus ne peut pas traverser la peau à moins qu'il n'y ait une blessure mais, si cela est vrai, comment passe-t-il d'une femme à un homme ou vice-versa ? »

Voici un autre domaine où, si je suis honnête, je dois dire que nous ne le savons pas vraiment. La peau du pénis d'un homme et à l'intérieur d'une femme est assurément sensible, fine et délicate. Il semble probable que beaucoup de fissures minuscules tout à fait indolores et inoffensives apparaissent sur la peau des partenaires quand ils ont un rapport sexuel. Ce sont les voies par où pénètre le virus. Comme nous l'avons vu, toute autre maladie d'origine sexuelle rendra la peau beaucoup plus susceptible de saigner.

« Dieu peut-il guérir quelqu'un qui a le sida ? »

Oui ! Dieu est Dieu et il fait ce qu'il veut. C'est lui qui donne la vie et il est le grand guérisseur. Il est tout aussi probable qu'il guérira quelqu'un du sida, que du cancer ou de n'importe quoi d'autre. Personne ne comprend pourquoi Dieu choisit de guérir une personne et pas une autre. Il guérit beaucoup moins de personnes que nous qui prions le souhaiterions. J'ai entendu beaucoup de rapports sur des personnes qui étaient guéries du VIH ou du sida, habituellement dans les nations les plus pauvres où, d'après mon expérience, le sens du surnaturel est souvent le plus développé, mais je ne connais personnellement personne qui ait été guéri. Cependant, une quantité innombrable de personnes souffrant du VIH ont déclaré que leur état de santé général et leur bien-être avaient été améliorés par la prière, bien que leurs tests de VIH aient continué à être positifs.

C'est plus facile de prier pour demander la guérison quand on a peur que de le faire parce qu'on a la foi. Parfois, nous prions pour la guérison parce que nous croyons, à tort, que c'est une mauvaise chose pour une personne que de mourir. Mais la bible nous enseigne que, pour les croyants, la mort n'est pas la fin. Il n'y a pas de désastre dans la mort d'un disciple de Jésus, il n'y a que l'espoir de la vie éternelle. St Paul a dit que, pour lui, vivre c'était le Christ, mais que la mort était sa récompense. Donc, quand nous prions pour la guérison, nous prions aussi pour que la volonté de Dieu soit faite. L'écharde dans la chair de Paul n'a pas été guérie. Timothée a continué d'avoir des problèmes de digestion. Et Dieu lui-même a laissé crucifier son fils pour l'amour de nous, exactement comme il permet que des gens soient martyrisés aujourd'hui pour l'amour de l'évangile.

«Si le virus sort dans notre urine, est-ce que nos rivières et notre alimentation en eau seront contaminées?»

Le danger vient des microbes qui vivent dans les eaux vannes et provoquent la diarrhée, pas du VIH.

«J'ai entendu dire que des moustiques avaient propagé le sida en Afrique. Est-ce vrai et est-ce que je peux contracter le sida en étant piqué dans ce pays ?»

Des millions de gens dans le monde entier sont préoccupés par cette question et, à chaque fois que je suis en Afrique, c'est l'une des choses les plus courantes sur lesquelles on m'interroge. Nous sommes certains que la réponse est «non» en Afrique et «non» n'importe où ailleurs. Si le sida était propagé de cette façon, toutes les régions d'Afrique qui sont les plus affectées par la malaria seraient aussi les plus affectées par le sida, parce que la malaria est transmise par les moustiques.

Si c'était le cas, nous verrions aussi que tous les différents groupes d'âge sont atteints par le sida. Toutes les classes d'âge, après tout, se font piquer par les moustiques. Or, en fait, ce sont seulement les jeunes enfants, à partir de leur mère, et les jeunes gens sexuellement actifs qui ont, dans l'ensemble, été affectés par le sida. Nous sommes donc certains que les moustiques n'en sont pas la cause. Il pourrait y avoir une petite connexion entre le sida et la malaria, mais c'est parce que, si vous souffrez déjà d'une chose, quand le sida frappe, vous êtes frappé deux fois plus fort.

Le seul insecte dont nous pensons qu'il pourrait peut-être transmettre le VIH, c'est la punaise des lits parce que, quand elle devient grande et grosse, elle consomme et transporte beaucoup de sang et une partie de ce sang peut être injecté dans la victime suivante. Cependant, la quantité de sang est encore si petite que quelqu'un a calculé qu'il faudrait être piqué, en moyenne, 15 000 fois pour être infecté !

«Est-ce que je peux être infecté par la lame d'un barbier quand il me rase ?»

La lame d'un barbier peut transmettre le VIH si une personne est coupée et saigne et que la même lame coupe une autre personne.

Vous ne pouvez pas désinfecter la lame seulement en la lavant. Il faut utiliser de l'eau de Javel ou d'autres désinfectants puissants ou chauffer la lame à une très haute température.

Le test VIH est-il très précis ?

Il y a beaucoup de méthodes de test différentes, dont presque toutes sont indirectes, recherchant les anticorps qui se forment en réaction au virus. Cela peut prendre jusqu'à six mois pour que des anticorps se développent après qu'une personne ait été infectée. Donc, une personne qui prend un risque en janvier peut continuer à avoir, dans certains cas, des tests négatifs jusqu'en juillet bien qu'elle soit contagieuse. Dans la plupart des cas, les systèmes de test les plus avancés détectent une infection environ 6 semaines après une infection, parfois plus tôt. Occasionnellement, le résultat du test peut être faux et cela arrive plus souvent avec les kits de tests instantanés. Les processus de test peuvent être complexes et les résultats sont parfois difficiles à interpréter, ils peuvent aussi quelquefois être perturbés par la présence d'autres maladies. Ce sont toutes des raisons pour lesquelles les médecins, dans certains pays, aiment faire deux tests, juste pour être sûrs, à quelques semaines d'écart et en utilisant deux méthodes différentes. Il y a des test directs de différentes sortes pour le virus mais ils sont très coûteux et difficiles à réaliser.

Le test VIH de mon bébé est positif – est-il infecté ?

D'abord, tout test peut être incorrect dans un petit nombre de cas. c'est pourquoi les médecins aiment habituellement le renouveler pour être sûrs. Deuxièmement, quand un bébé naît, le test ne fonctionne pas correctement. Le test que nous utilisons recherche les anticorps qui sont la réaction du corps au VIH. Mais un bébé nouveau-né porte les anticorps de sa mère, donc tous les bébés qui naissent de mères infectées auront un test VIH positif, qu'ils soient ou non effectivement infectés eux-mêmes. Vous devez attendre que les anticorps de la mère aient été tous utilisés et que le bébé ait le temps de fabriquer les siens. Environ un an après sa naissance, le bébé peut subir un nouveau test. Dans la plupart des cas, le test sera négatif et, si la mère a été traitée avec des médicaments anti-VIH pendant sa grossesse, le risque de test positif un an après la naissance sera encore plus faible.

Dans 90% des cas, le bébé n'est pas infecté avant le début du travail. La plupart des infections transmises de la mère à l'enfant surviennent pendant l'accouchement lui-même. Plus la mère est malade pendant la grossesse, plus les niveaux de virus sont élevés et plus son bébé est susceptible d'être infecté. Sans traitement, environ un bébé sur quatre sera infecté après la naissance, mais ce taux peut tomber jusqu'à 8 sur 100 quand des médicaments comme l'AZT (Zidovudine) ou les inhibiteurs de la protéase du VIH sont donnés à la mère à partir d'environ 14 semaines de grossesse jusqu'à la naissance et au nouveau-né pendant 6 semaines après cela. Quand des médicaments sont utilisés et que le bébé est délivré par césarienne, les taux d'infection peuvent chuter jusqu'à un cas sur 50.

« J'ai entendu des gens dire que le VIH ne provoque pas le sida. »

Dans un monde libre de six milliards de personnes, vous trouverez toujours un petit nombre de gens qui ont des idées très étranges sur n'importe quel sujet et le sida n'y fait pas exception. Malgré un écrasant volume de recherches scientifiques effectuées pendant vingt ans, il y a un très petit nombre de médecins, scientifiques et journalistes qui disent des choses comme : « il n'y a aucune preuve que le VIH provoque le sida. » C'est une remarque très stupide et dangereuse. On leur fait de la publicité parce que les médias aiment les gens qui ont des opinions extrêmes, c'est normal, ce sont eux qui font l'information. Le problème, c'est qu'ils ne comprennent pas les sciences médicales. Vous voyez, il n'y a pas non plus de « preuves », au sens où ils veulent l'entendre, que l'usage du tabac provoque le cancer, pourtant les signes sont suffisamment forts pour mener à une condamnation au tribunal. Je le répète. On ne peut pas prouver que l'usage du tabac provoque le cancer. Cependant, presque tout le monde croit que c'est un fait, et c'est assurément mon cas, basé sur la recherche. Par exemple, on voit que le goudron du tabac provoque des changements cancéreux dans les cellules étudiées en laboratoire. Nous voyons que les fumeurs sont bien plus susceptibles d'être atteints d'un cancer du poumon que les non-fumeurs. Mais je ne peux pas prouver que la raison pour laquelle une personne particulière meurt du cancer du poumon, c'est parce qu'elle fumait. Et l'usage du tabac en soi ne tue pas : ce sont les effets de l'usage du tabac sur les tissus du corps qui créent les maladies et ensuite vont jusqu'à tuer.

L'argumentation relative à l'utilisation du tabac s'applique aussi au VIH. Nous voyons les effets du VIH sur les cellules en laboratoire quand il tue les globules blancs. Nous savons pourquoi les gens contractent des maladies comme le tuberculose : c'est parce que leurs cellules soldats sont endommagées. Les gens ne « meurent » pas plus du VIH qu'ils ne « meurent » de l'usage du tabac. Ils meurent à cause de ce qui arrive quand le VIH endommage les cellules dans le corps. En fait, la cause la plus courante des décès liés au VIH est la tuberculose, mais je ne peux pas vous prouver que la raison pour laquelle quelqu'un meurt de la tuberculose, c'est parce qu'elle est aussi séropositive. Certaines personnes meurent de la tuberculose de toute façon et le VIH peut ne pas être la raison de la mort d'une personne en particulier, même si elle est infectée. Mais nous savons très bien que les gens atteints par le VIH ont une espérance de vie limitée par rapport à ceux qui ne sont pas infectés et nous pouvons prévoir la série de problèmes dont ils souffriront. Quel que soit l'endroit où se rend le VIH, la tuberculose suit assurément, sous une forme difficile à traiter et qui provoque souvent une mort rapide.

Même un petit enfant comprend cela : on transfuse à un homme un demi-litre de sang infecté et, quelques années plus tard, il tombe malade. Son test VIH est positif, comme celui de sa femme et de leur jeune enfant. Ils tombent tous malades et meurent. Un autre homme à qui on a transfusé un demi-litre de sang non infecté est toujours en bonne santé vingt ans plus tard. Lui, sa femme et leur enfant ont tous des tests négatifs et restent en bonne santé, sans développer les maladies classiques associées au sida.

Voici le défi que je lance aux personnes qui disent que le VIH ne provoque pas le sida : si vous en êtes si certains, faites-vous une injection avec le sang d'une personne atteinte par le VIH. Personne ne le fera parce que, au fond d'eux-mêmes, ils sont encore inquiets. Pourtant, ils semblent très heureux d'encourager tout le monde à ignorer les messages sanitaires et à risquer leur vie, en conséquence de quoi plus de gens encore pourraient mourir. Je pense que c'est irresponsable.

En Afrique, certaines de ces sessions question-réponse en plein air duraient habituellement plusieurs heures avec des centaines de personnes. A la fin, voici ce que j'avais l'habitude de leur dire : « En ce moment, les gens sont terrifiés par toutes les manières dont ils pourraient être infectés sans avoir de rapport sexuel. Je ne souhaite pas que les gens soient moins terrifiés d'attraper le sida qu'ils ne le sont. Je souhaite seulement qu'ils soient tout aussi terrifiés par les choses qui doivent vraiment les terrifier et qu'ils n'aient absolument pas peur de toutes les choses qui sont tout à fait sans danger. Je souhaite que les gens soient aussi effrayés de coucher à droite et à gauche qu'ils le sont en ce moment de mettre effectivement un pied dans la maison de quelqu'un qui a le sida. »

Presque toutes les questions que les gens me posent concernent les mêmes sujets de propagation non sexuelle. J'espère que vous avez vu que la vaste majorité de ces risques sont très très petits et que vous n'avez pas besoin de changer ce que vous faites, alors qu'il est maintenant grand temps, si vous ne l'avez pas déjà fait, d'opérer des changements radicaux dans vos attentes et votre comportement sexuels et de faire très attention à tout ce qui pourrait percer la peau.

CHAPITRE QUATRE

Nulle part où aller

Pire que le cancer

C'est déjà assez terrible de s'entendre dire à l'âge de vingt-trois ans que vous avez un cancer et que vous êtes susceptible de mourir, mais quand la maladie est le sida, cela peut sembler encore bien pire.

Imaginez que vous alliez chez le médecin parce que vous vous êtes senti patraque et très fatigué au cours des dernières semaines. Il vous envoie au dispensaire où ils font un ou deux tests. Avant de savoir ce qui vous arrive, on vous met sur un lit d'hôpital. On fait encore quelques tests et tout le monde court dans tous les sens en ayant l'air très inquiet.

Et puis le docteur arrive, il vous dit que vous êtes très gravement malade et qu'il vous faudra subir une opération importante le lendemain. Il dit que vous devrez rester pendant au moins une semaine. Deux jours plus tard, un autre docteur vient vous voir. Il vous dit que vous avez une forme de cancer très rare. La maladie est très avancée et la perspective est terrible.

Tout votre monde vient de s'écrouler en un instant : tous vos espoirs et vos rêves pour l'avenir ont été réduits en miettes. Cela ne peut pas être réellement vrai. C'est difficile à admettre. Vos plans de formation, de travail, de foyer, de peut-être vous marier, d'avoir des enfants et de vivre jusqu'à un âge avancé, toutes ces choses ont été anéanties.

Vos parents sont transportés de douleur et d'inquiétude. Quelle sorte de monde est-ce là quand les enfants meurent avant leurs parents ? C'est comme si tout l'ordre naturel des choses avait été bouleversé.

La tentation du suicide

Mais le sida peut paraître encore bien pire que tout cela. Parfois, je demande aux élèves d'une classe, dans une école, ce qu'ils feraient dans le cas suivant : ils vont au dispensaire donner leur sang et, quelques jours plus tard, une lettre arrive en leur demandant de se présenter de nouveau. Quand ils y retournent, un homme là-bas leur dit que leur sang a été testé pour le VIH et que le résultat est positif.

Beaucoup de gens me disent qu'ils se suicideraient. L'idée que chaque personne se demanderait comment ils l'ont contracté leur serait insupportable. Comment le dire à leur père ? Pourraient-ils lui parler de l'usage des drogues ou d'avoir été avec beaucoup de femmes, d'être homosexuel et d'avoir des rapports sexuels avec des quantités d'autres hommes et garçons ?

Beaucoup de gens ont envie de se suicider et certains se tuent immédiatement après avoir appris qu'ils sont atteints du sida ou d'une infection précoce. C'est pourquoi tant de compassion et d'appui sont nécessaires une fois que quelqu'un vient d'être informé. Un jour de l'année dernière, l'un de mes amis qui est médecin a été choqué quand il s'est réveillé le matin et qu'il a trouvé que quelqu'un avait garé sa voiture au bout du jardin et s'était asphyxié aux gaz d'échappement. Il avait signé une décharge, contre l'avis médical, pour quitter le service du sida juste quelques heures auparavant. Il ne pouvait pas faire face à l'idée de vivre avec le sida.

Jetez-le dehors

Je me souviens d'une occasion où nous avions un couple à dîner. Le sujet du sida avait été abordé, comme cela arrive souvent. Puis, la conversation a bifurqué sur l'homosexualité et des diverses manières dont les gens évoluaient au fur et à mesure de leur croissance. J'ai été choqué quand l'épouse nous a dit en termes sans équivoque que si leur fils de cinq ans devait un jour présenter des signes indiquant sa préférence homosexuelle pendant son adolescence, qu'il reste célibataire ou non, elle le jetterait hors de la maison et n'aurait plus rien à voir avec lui. Il n'est pas étonnant que beaucoup de personnes atteintes du sida ne confient pas l'objet de leur maladie à n'importe qui. Dans l'esprit de la plupart des gens, admettre que vous avez le sida c'est la même chose qu'admettre que vous êtes un personnage dissolu, aux mœurs peu élevées, bien que, comme nous l'avons vu, cela est souvent tout à fait faux.

En fait, la plupart des femmes séropositives dans certains pays africains étaient célibataires avant leur mariage et sont restées fidèles depuis mais elles ont été infectées par leur partenaire qui ne s'est pas tenu de la même façon.

Récupérer le cadavre

Un jour, je suis allé dans un service réservé aux malades du sida et j'ai été perturbé par la vue d'un jeune homme qui était de toute évidence proche de la mort et qui mourait seul. J'ai demandé où était sa famille et si elle avait été contactée. On m'a répondu qu'il avait été incapable de se faire à l'idée de leur dire ce qui lui arrivait et il ne voulait que personne d'autre ne le fasse. Son état se détériorait rapidement. Peut-être qu'au matin le service contacterait sa mère, à des kilomètres de là, et lui demanderait de venir récupérer le cadavre de son fils tandis qu'elle pensait qu'il était en forme et en bonne santé.

En arrivant, elle aurait probablement de la peine à le

reconnaître. Son corps n'était plus qu'un squelette par rapport à ce qu'il était sept mois plus tôt. Son visage était creux et sa peau était couverte d'une éruption enflammée. Son corps portait les traces d'une lutte prolongée contre plusieurs infections. Il avait demandé que le certificat de décès ne porte que la mention « pneumonie » comme cause de sa mort parce qu'il voulait éviter à sa mère de souffrir. Si elle savait la vérité, à qui serait-elle jamais capable de la dire ?

Vivre chez soi

Parfois, la colère est si violente qu'elle affecte ceux qui prodiguent les soins. Le père de l'une de mes bonnes amies lui a déclaré qu'elle était exclue de la famille. A partir de maintenant, ce serait comme si elle n'existait plus. Son grand crime était d'être tombée amoureuse d'un homme qui avait été infecté quelques années auparavant et qui était maintenant malade. Pendant de nombreux mois, elle s'était occupée de lui et, après sa mort, le dernier crime de cette femme était d'avoir décidé de continuer à s'occuper de ceux qui souffrent du sida.

Récemment, une infirmière communautaire à Londres avait eu une longue journée. Cette nuit-là, au lit avec son mari, elle a commencé à lui parler d'une personne atteinte du sida qui était très malade et perturbée dans sa maison et avec qui elle avait passé un peu de temps. « Sors de ce lit ! » a crié son mari, « et ne reviens pas avant d'avoir arrêté d'aller là-bas. »

Je ne pense pas qu'il y ait un seul pays dans le monde entier où les gens séropositifs n'ont pas subi le rejet, l'hostilité, les préjugés et la peur.

Vous pouvez commencer à comprendre maintenant pourquoi un enseignant dans une école pour les jeunes enfants a été bouleversé de se retrouver dans un service spécialisé pour le sida. Avoir le sida était le dernier de ses soucis et il n'avait pas peur de mourir non plus. Ce qui le terrifiait, c'était que quelqu'un de l'école vienne lui rendre visite et que les parents ou les gestionnaires de l'école apprennent par le personnel ce qu'était son problème. Toute sa réputation et sa carrière seraient en ruines.

Vous pouvez aussi comprendre un prêtre qui avait constamment peur que l'un de ses propres paroissiens qui travaillait à l'hôpital vienne dans le service où il était et le reconnaisse. De plus en plus de leaders de l'église souffrent du sida. On devrait s'y attendre. Si beaucoup de personnes trouvent la foi dans le Christ et si le VIH survit à la conversion, à moins qu'il n'y ait un miracle, on devrait trouver beaucoup de personnes dans l'église qui deviennent malades plus tard, bien qu'ils aient été chrétiens pendant de nombreuses années et qu'ils aient été célibataires ou fidèles depuis le moment où ils ont trouvé la foi.

Etre licencié

Les gens perdent souvent leur travail quand le patron découvre pourquoi ils sont malades.

On a demandé à plusieurs entreprises ce qu'elles feraient si elles découvraient qu'elles employaient une personne souffrant du sida. Un bon nombre d'entre elles ont déclaré qu'elles licencieraient la personne immédiatement. D'autres ont dit qu'elles encourageraient la personne à partir. De toute manière, il était clair qu'à l'avenir beaucoup de personnes souffrant du sida allaient se retrouver sans travail, même si elles vont assez bien pour travailler la plupart du temps.

Il n'y a pas seulement que les entreprises qui sont sévères. L'autre jour, on a demandé à un avocat de faire sa valise et de partir: «Nous ne voulons pas de ce genre de chose ici.»

Etre criblé de dettes et mourant

Chaque jour, le nombre de gens qui ont des difficultés financières à cause du sida augmente. Il arrive fréquemment qu'un propriétaire fasse objection s'il découvre que l'un de ses locataires a le sida. Il a peut-être peur que les autres ne s'en aillent quand ils en entendront parler ou bien qu'ils aient peut-être des sentiments durs comme certains des autres que nous avons vus. D'une manière ou d'une autre, il est tout à fait courant que quelqu'un sorte de l'hôpital juste après avoir été informé qu'il/elle avait le sida pour découvrir que ses effets ont été jetés dehors et que les serrures ont été changées.

Parfois, le coupable est la personne avec qui il/elle vivait. Je connais un exemple où quelqu'un a trouvé les serrures changées par l'ex-partenaire; un autre où l'ex-partenaire avait entièrement vidé l'endroit, ne laissant rien, pas même une chaise, une lampe, une table ou un lit pour dormir. Nous avons pu acheter immédiatement un nouveau lit à cet homme, mais il faut du temps pour reconstruire tout un foyer.

Errer dans les rues

Le nombre de personnes qui se sont trouvées sans abri ou sans ressources à cause du sida augmente chaque semaine et devient un problème majeur dans certains pays.

En qui puis-je avoir confiance?

Dans tout cela, vous pouvez voir que quelqu'un qui a le sida doit affronter la plupart des choses auxquelles doit faire face une personne qui a un cancer et qu'en plus il souffre de la tragédie d'avoir une maladie mortelle si jeune: je parle en tant que médecin qui a l'expérience des deux maladies. Mais ce qui est de loin le pire, c'est la réponse des gens qui vous entourent. Est-ce que la prochaine personne que je vais rencontrer aura pitié de moi (ce que je détesterais) ou est-ce qu'elle voudra me voir mort(e) et me dire que tout est de ma faute? Qui est mon ami(e) et qui est mon ennemi(e)? Si je parle de ma maladie à mon ami(e), est-ce que cela restera un secret ou bien combien de jours cela prendra-t-il avant que mon ami(e) ne l'ait dit à quelqu'un d'autre?

Il n'est pas surprenant que le suicide soit considéré comme une meilleure option. L'accumulation du choc, de la douleur et de l'angoisse de perdre tant de parents et d'amis peut signifier que les gens finissent par épuiser leur énergie et leurs ressources intérieures.

CHAPITRE CINQ

Que pensez-vous?

1. De qui est-ce la faute ?

Je veux maintenant considérer l'acte sexuel et le sida et aussi certaines façons dont les gens pensent à ce sujet. Chacun semble vouloir montrer du doigt quelque chose ou quelqu'un quand il est question du sida. Ils commencent peut-être à discuter de l'endroit d'où est venu le sida à l'origine. A vrai dire, c'est que personne ne le sait, bien que nous soyons certains que le VIH existait dans plusieurs parties du monde dans les années 60, similaire à des virus courants chez les animaux, et qu'il existe probablement sous une forme ou sous une autre depuis des siècles. Parce que de nombreux scientifiques pensent qu'il pourrait être initialement venu d'animaux d'Afrique, les gens pensent immédiatement que l'Afrique est, en quelque sorte, à blâmer. C'est stupide. Quoi que démontrent les faits à l'avenir, la maladie devait démarrer quelque part et ce n'est pas la faute de l'endroit d'où elle est venue.

« Ils auraient dû être plus prudents »

L'autre grand domaine où les gens semblent facilement montrer du doigt est celui où des groupes ou des individus particuliers sont infectés. Certaines personnes disent que c'est de leur propre faute. Suivant jusqu'où ils vont, vous avez l'impression que certains pensent effectivement qu'une personne qui a un certain type de vie mérite automatiquement une peine de mort.

Certaines personnes disent que ceux qui sont infectés auraient dû être plus prudents mais ils oublient que beaucoup de ceux qui meurent maintenant, et surtout dans les nations les plus pauvres, ont été infectés avant que beaucoup de gens aient même seulement entendu parler du sida, sans parler de la compréhension de la façon dont il était propagé.

Certains disent que n'importe quelle personne qui, disons, mène une vie homosexuelle ou qui se drogue, devrait réaliser que ces choses sont mauvaises et s'attendre aux conséquences. Cela peut provoquer chez ceux qui sont infectés un plus grand sentiment de culpabilité et aussi faire qu'ils se blâment eux-mêmes. Ils peuvent également se sentir souvent très coupables à l'égard de ceux qu'ils pourraient avoir infectés sans s'en rendre compte.

Montrer du doigt, c'est la solution de facilité

De nombreuses maladies sont provoquées par des styles de vie que certains mettraient en question : devrions-nous éprouver de la sympathie pour un homme qui a fumé cinquante cigarettes par jour pendant ces quarante dernières années et qui souffre d'un essoufflement terrible ou d'un cancer du poumon ? Que dire d'une jeune fille qui tombe et se casse la jambe pendant une fête parce qu'elle a trop bu ?

En fin de compte, c'est plus facile de blâmer les gens et de ne rien avoir à faire avec eux. C'est un moyen clair et net de renvoyer le problème vers quelqu'un d'autre. Vous n'avez pas à vous sentir coupable de ne pas vous impliquer parce que, dans votre esprit, vous avez culpabilisé quelqu'un d'autre. C'est la même mentalité que celle de l'homme qui vous dit que vous n'avez pas à nourrir ceux qui ont faim parce que tout est de leur faute puisqu'ils ont de si grandes familles (même si cela n'est que stupidité puisque le monde a la capacité de produire plus de nourriture qu'il n'en faut pour plusieurs milliards de personnes supplémentaires).

Les églises au cœur dur

Parce que j'ai été un leader d'église et que je me suis aussi occupé de beaucoup de personnes qui souffraient du sida, les gens me demandent souvent ce que je pense du sida en tant que chrétien. Les gens disent des choses différentes. Certains disent que le sida est le jugement de Dieu pour tous les homosexuels et les hétérosexuels qui ont des partenaires multiples. D'autres ont un avis différent. Certains chefs ont même dit que les chrétiens ne devraient rien avoir à faire avec le sida, alors que d'autres disent que chaque chrétien devrait apporter une certaine forme de réponse. Voilà beaucoup d'opinions mais que devrions-nous penser de tout cela ?

Un avis personnel

Le sida n'est pas la manifestation de la colère de Dieu et ne l'a jamais été. Si c'était le jugement de Dieu pour les personnes qui ont des partenaires multiples, pourquoi les hommes homosexuels et les hétérosexuels sont-ils affectés et jamais les lesbiennes ? Les lesbiennes (femmes homosexuelles) sont le seul groupe de notre société, autre que les moines ou les religieuses, dans lequel le sida est presque inconnu. Il est très difficile en effet pour une lesbienne de transmettre l'infection à une autre femme avec qui elle a un rapport sexuel. Le jugement de Dieu est remarquablement sélectif si nous devons adopter une telle position de jugement. Cela signifierait que Dieu déteste les relations sexuelles entre deux hommes, ensuite il déteste les relations sexuelles entre un homme et une femme en dehors du mariage, mais que les relations sexuelles entre deux femmes ne le dérangent pas trop. Il est évident que c'est absurde. Comme l'un de mes amis l'a dit récemment, si c'est un coup tiré par le fusil de Dieu parce qu'il est en colère contre les styles de vie homosexuels et hétérosexuels, il vise bien mal ! Que dire des dizaines de milliers de jeunes enfants infectés en Afrique à la suite de traitements médicaux ? C'est donc la colère de Dieu contre ceux qui sont malades et qui ont besoin de soins médicaux ?

Il n'y a rien de nouveau

Les gens s'excitent beaucoup au sujet du sida. Ils pensent que le sida est une chose tout à fait nouvelle et aussi étrange que la foudre qui vient du ciel. Ils devraient parler à des personnes plus âgées qui ont des souvenirs plus anciens et lire les livres d'histoire. Comme on l'a vu, le sida n'est qu'une des nombreuses maladies qui peuvent se transmettre sexuellement. Cela existe depuis des siècles et le sida existe peut-être, sous une forme ou sous une autre, depuis des centaines d'années.

Est-ce que la syphilis était la colère de Dieu? Elle s'est propagée comme une peste et cela a commencé il y plusieurs centaines d'années. Il n'y avait pas de traitement. Elle rendait les gens stériles et provoquaient chez eux toutes sortes de maladies étranges pendant de nombreuses années. Elle attaquait le cœur, les vaisseaux sanguins, les reins, le foie et, finalement, pourrissait le cerveau. Nous avions l'habitude d'en appeler les derniers stades la «paralysie du fou». Ce n'est pas une jolie façon de mourir.

Quand on a découvert la pénicilline, est-ce Dieu a soudain décidé que ça ne le dérangeait pas et qu'il allait permettre à ce fléau de s'arrêter? Si le sida est le jugement de Dieu, alors, la syphilis l'est aussi.

La bible dit que nous pouvons profiter de la plupart des choses mais que trop peut nous nuire. Voilà pourquoi se saouler est décrit comme une chose mauvaise à faire. Donc, le fléau des gens qui meurent de boire trop d'alcool, à la suite d'une défaillance du foie, est-ce que c'est juste une autre maladie ou l'expression de la colère de Dieu à leur égard?

En tant que médecin, je sais que le sida n'est qu'une maladie. Elle est causée par un virus courant chez les animaux et qui existe presque certainement depuis longtemps. Un microbe paresseux peut se transmettre facilement par l'acte sexuel et un grand nombre de microbes trouvent cela commode de se déplacer de cette manière. Quand nous aurons un traitement pour le sida, il y aura sans aucun doute toute une série de nouveaux microbes qui apparaîtront après avoir été propagés par les rapports sexuels.

Donc, le sida n'est certainement pas un fléau «homosexuel» et je ne pense pas qu'il ait été envoyé par un ange comme la foudre de Dieu pour nous secouer tous.

2. Cause et effet

Le bon sens

Vous retirez de la vie ce que vous y mettez ou, comme l'a dit Jésus, «vous récoltez ce que vous semez.» C'est un avis personnel en tant que chrétien qui prend au sérieux ce que dit la bible. Je ne vous demande pas d'être d'accord avec ce qu'elle dit ni d'aimer ce que je dis, mais c'est, à mon avis, une opinion pleine de bon sens.

N'importe quel docteur sait que la majorité des maladies pourraient probablement être évitées ou réduites si les gens vivaient différemment. Les maladies cardiaques deviennent moins courantes dans certains pays maintenant parce que les gens sont plus sensibles aux problèmes de santé. Ils surveillent leur poids et font de l'exercice. L'usage du tabac est également en baisse dans de nombreuses nations. Tant mieux, car la nicotine est l'une des drogues connues par la science entraînant le plus de dépendance. Vous recevez une dose de nicotine à chaque fois qu'une cigarette brûle et que vous inhalez la fumée grasse. L'usage du tabac tue environ 120 000 personnes par an au Royaume-Uni seulement.

L'ensemble de l'éducation de la santé montre aux gens la relation de cause à effet: si vous fumez, vous endommagez vos poumons. Si vous conduisez quand vous êtes défoncé par la drogue, vous êtes susceptible de sortir de la route et de tuer quelqu'un. Si vous vous saoulez, vous avez «mal aux cheveux». Si vous vous injectez en utilisant une aiguille souillée par du sang, vous pouvez contracter une hépatite ou développer le sida.

La relation de cause à effet est la leçon la plus importante que nous devions apprendre quand nous sommes enfants. Ma fille a récemment fermé une porte sur ses doigts et on a dû l'emmener à l'hôpital. Son pouce était dans un état terrible mais il est maintenant parfaitement guéri. J'espère qu'elle a appris qu'il ne faut pas mettre ses doigts dans le bâillement d'une porte parce que la porte peut se fermer et qu'on peut être sérieusement blessé. Si elle n'apprend pas, elle sera un véritable danger pour elle-même.

Parce que j'aime ma fille, j'essaierai de lui éviter la douleur d'apprendre les choses à ses dépens. Si elle saute sur le lit superposé de sa sœur, je la gronderai parce que je crains qu'un jour elle ne perde l'équilibre et qu'elle tombe. Elle ne le fera probablement pas après être tombée, mais j'aimerais quand même mieux qu'elle n'ait pas d'abord à tomber. Quand vous étiez jeune, vos parents vous ont probablement dit cent fois par jour de vous éloigner de quelque chose ou de mettre quelque chose par terre. La plupart du temps, c'est votre sécurité qui était en question. Votre mère vous a probablement expliqué, par exemple, qu'un four est très chaud et que si vous le touchez avec vos doigts vous vous brûlerez sérieusement.

La première fois, personne d'entre nous n'écoute très volontiers. Habituellement, on frôle le désastre une ou deux fois : « Je te l'avais bien dit. C'est vilain. Maintenant, la prochaine fois que je te dis une chose, tu feras exactement ce que je te dis. » Et ensuite nous apprenons.

Des idées étranges

Les gens ont vraiment de drôles d'idées à propos de Dieu quelquefois. Ils pensent à lui comme à quelque grand tyran ou « oppresseur » ou comme à un personnage distant par rapport auquel ils ne peuvent se situer. La bible dit que Dieu est un père aimant, des millions de fois meilleur que notre père humain. Parce qu'il nous aime, il nous considère comme ses enfants. Il prend soin de chacun de nous comme si chaque personne était la seule personne dans le monde entier.

Parce qu'il prend tant soin de nous, il veut nous aider et nous protéger contre nos propres erreurs. Mais il vous respecte en tant que personne et ne dominera jamais votre vie. Il est toujours là, prêt à vous aider et attendant de le faire, mais il faut que vous le demandiez. Il ne s'imposera jamais. Mais il ne partira jamais non plus. Vous pouvez lui tourner le dos pendant des années mais il est toujours là, prêt et attendant avec ses bras ouverts. Vous ne pouvez rien faire qui puisse vous exclure de son amour pour vous, bien que vous puissiez rester éloigné de lui avec des conséquences à la fois ici et dans la prochaine vie.

Je pense souvent à l'histoire que Jésus a racontée à propos du fils prodigue. Il s'était disputé avec son père et voulait partir à la ville et faire ce qu'il souhaitait. Il a découvert que vivre seul était une chose terrible. Il a eu des moments vraiment difficiles. Il a dépensé tout son argent en essayant de faire la noce et il s'est retrouvé forcé de travailler pour un maigre salaire afin d'acheter de la nourriture. Il n'arrêtait pas de se demander si son père l'accepterait de nouveau.

Après un moment, il en a eu tellement assez qu'il a pensé que même si son père ne voulait pas l'accepter comme un membre de la famille, il préfèrerait rentrer chez lui à n'importe quelle condition, même comme serviteur. En s'approchant de chez lui, il est devenu nerveux, mais son père l'avait vu venir de loin et s'est précipité pour le rencontrer. Le fils avait honte et ne voulait pas lever la tête, mais son père l'a pris dans ses bras et l'a entraîné dans la maison, a annulé tous ses rendez-vous et a organisé une grande fête de bienvenue, au grand dégoût de certains autres membres de la famille. Jésus a raconté l'histoire pour nous montrer que l'amour de Dieu ne se refroidit ni ne disparaît jamais seulement parce que nous nous éloignons trop de Lui.

Pour moi, la bible contient un guide merveilleux pour mener une vie saine. On la voit souvent comme étant remplie d'interdictions : ne faites pas ci, ne faites pas ça. Mes enfants peuvent aussi me percevoir comme très négatif s'ils ne réalisent pas que ce que je dis est effectivement pour leur bien et pour leur bonheur. Ce serait un drôle de père que celui qui laisserait constamment ses enfants risquer leur vie sans rien y faire. Et ce serait un drôle de Dieu que celui qui aurait fait un monde plein de gens et les laisserait juste se débrouiller sans leur donner d'aide ni de conseils quand ils les recherchent.

Comment ruiner votre vie

Dieu veut que vous sachiez comment éviter la douleur de vos erreurs et comment vivre une vie heureuse, remplie et satisfaisante. La bible est pleine d'exemples de causes et d'effets, en fait, vous pourriez dire que c'est l'un des principaux enseignements de la bible.

Au fond, la bible dit que si vous voulez ruiner votre vie, alors, un moyen vraiment très bon de le faire, c'est de ruiner vos relations avec les gens, et pas seulement avec n'importe qui, mais avec les gens dont vous êtes proche, vos amis les plus intimes, votre partenaire ou votre famille.

Et si vous voulez gâcher complètement vos relations avec ceux qui sont les plus proches de vous et avec votre famille, alors, un bon moyen de le faire, c'est d'avoir des rapports sexuels avec une personne ou des gens avec qui vous n'êtes pas marié.

Si un père veut garantir de ne pas avoir de relation avec sa fille, à tel point que peut-être elle ne veuille plus l'appeler « papa », alors le moyen le plus rapide est de la séduire et d'avoir des rapports sexuels avec elle, de préférence dès son jeune âge et pendant plusieurs années.

Comment être solitaire et seul plus tard dans la vie

Des dizaines de milliers de gens âgés de trente-cinq à quarante-cinq ans sont en train de recevoir un choc terrible. Ils ont grandi en décidant que c'était mieux de tout simplement vivre ensemble. Après trois ou quatre relations, ils se sont retrouvés seuls de nouveau, peut-être avec des enfants dispersés dans tous les coins et qu'ils voient rarement.

Beaucoup de femmes découvrent un jour que leurs chances de

s'installer et d'avoir des enfants disparaissent rapidement. Leurs années les plus fertiles sont passées et les hommes qui auraient fait les meilleurs maris et les meilleurs pères ont été enlevés depuis longtemps.

Les hommes peuvent aussi soudain découvrir que la longue fête qui s'est déroulée pendant plusieurs années est arrivée à sa fin. Ils ne sont plus aussi beaux ni aussi dynamiques qu'ils l'étaient. Ils ont des tonnes de souvenirs mais ils n'ont aucun engagement pour la vie et n'ont pas réellement d'idée sur la façon d'en trouver un parce que la plupart des femmes qui étaient intéressées par ces choses-là se sont installées avec d'autres hommes depuis longtemps.

Comment ruiner votre mariage

Si un homme veut complètement détruire son mariage en une seule nuit, alors, le moyen le plus rapide de le faire, c'est de commettre un adultère en ayant une aventure avec, disons, la meilleure amie de sa femme. Il perdra probablement ses enfants et le respect de ses autres amis en même temps. Ceux d'entre nous qui ramassent les morceaux pensent qu'il est incroyable que les gens ne puissent pas voir ce qui est juste sous leurs yeux. Ils continuent de prendre des décisions stupides dont n'importe quelle personne qui les observe et qui a le moindre bon sens peut voir qu'elles se termineront en catastrophe.

Si, en tant que jeune, vous voulez faire en sorte que votre futur mariage s'écroule probablement en quelques années, alors, un moyen vraiment efficace, c'est d'essayer de coucher avec tout le monde pendant que vous le pouvez. Les habitudes ne changent pas parce qu'on passe dix minutes à la mairie ou une heure dans une cérémonie d'engagement à l'église.

Si vous programmez votre cerveau et votre corps pour réagir d'une manière particulière, cela peut être très difficile de devenir tout à coup le mari ou la femme parfaitement fidèle.

Avoir des rapports sexuels avant le mariage signifie que votre partenaire dans le mariage est soumis à une forte pression :

« Marie était bien meilleure au lit. Elle était vraiment capable de me mettre en train, » ou « A chaque fois que nous faisons l'amour, je continue à penser à la façon dont Jean me tenait... il avait l'habitude de le faire comme ça. »

Je suis content que la seule personne avec qui j'ai jamais eu une relation sexuelle soit ma femme qui est ma meilleure amie depuis l'âge de quinze ans ; nous sommes mariés et heureux depuis 24 ans. Je suis content aussi que nous n'ayons jamais fait l'amour avant de nous marier. Pour nous, c'était l'expression d'un engagement total l'un à l'égard de l'autre. Jusqu'au jour du mariage même, il y avait la possibilité de l'annuler. Beaucoup de fiançailles ne se terminent pas en mariage et certaines fiançailles ne devraient jamais être allées jusqu'à ce qui se révèle plus tard être des mariages très malheureux.

Les gens doivent savoir ce qui fait un mariage heureux et comment ils peuvent être raisonnablement certains qu'ils s'apprêtent à épouser la bonne personne. L'amitié est le meilleur fondement de tous, des intérêts communs et une foi partagée en font également partie, alors que le soutien des familles et des amis est aussi important parce qu'il facilite les choses si la relation traverse des moments difficiles. Les relations qui durent toute une vie traversent beaucoup de périodes de réajustement et de redécouverte parce que nous changeons tous et que nos besoins changent à mesure que nous vieillissons.

Pour ma femme et moi, tout notre langage d'amour a été bâti avec l'un et l'autre d'entre nous. Il est à nous seuls. C'est notre secret. C'est un endroit privé rien que pour nous. Personne d'autre ne peut faire intrusion dans cet endroit spécial. C'est un signe, à chaque fois que nous nous unissons, de notre engagement exclusif et de notre unité.

La bible dit qu'à chaque fois qu'un homme et une femme s'unissent, ils deviennent, en un sens, « une seule chair ». L'acte sexuel est un mystère, pas seulement une sensation. Les gens qui ont la meilleure vie sexuelle sont souvent ceux qui sont dans une relation exclusive, stable et aimante, qui passent du temps ensemble, qui investissent dans le mariage et se prennent très au sérieux en tant que couple, qui écoutent réellement l'autre et essaient toujours de comprendre les choses du point de vue de l'autre. Et cela inclut la façon de se donner mutuellement du plaisir d'une manière physique.

3. Une bonne vie sexuelle

Le rapport sexuel est plus qu'un acte physique. En médecine, je suis content que nous nous éloignions enfin de l'attitude qui consiste à regarder les gens comme des voitures ou d'autres machines dont vous remplacez ou réparez des morceaux. Les gens sont des personnes. La médecine de la personne entière est celle où nous reconnaissons que vous êtes plus qu'un calcul rénal ou un appendice. Vous avez des besoins personnels, des sentiments, des espoirs et des craintes qui font que vous êtes ce que vous êtes et sont en fait beaucoup plus importants que la maladie. La maladie n'est qu'un inconvénient parce qu'elle vous empêche d'être vous.

De beaux magazines à couverture brillante ont poussé l'acte sexuel jusqu'à être quelque sorte de médicament miracle ou un accessoire de votre style de vie. Vous avez l'impression que l'acte sexuel quotidien éloigne les problèmes ou le médecin. Si vous n'avez pas de rapports sexuels régulièrement, ces magazines vous conduisent à penser que vous n'êtes pas complètement développé, que vous êtes frigide, impuissant ou seulement complètement stupide. Mais je ne vois pas un degré élevé de satisfaction et d'accomplissement. Le «courrier du cœur», dans les mêmes magazines, est plein de personnes obsédées par une mauvaise performance sexuelle et un manque de plaisir dont ils n'osent parler à personne, c'est pourquoi ils l'écrivent.

L'acte sexuel n'est pas une performance; c'est peut-être la forme de communication et d'expression la plus profonde que connaissent les êtres humains. Mais, comme pour tout langage, s'il n'y a rien à communiquer, il devient vide et sans profondeur, insatisfaisant et, à la fin, aussi dénué de signification que n'importe quelle autre sensation fugitive.

Quand j'étais à l'université, je me rappelle très bien un couple qui était venu dans ma chambre. Ils avaient couché ensemble deux ou trois fois au cours des semaines précédentes, c'était la première fois pour tous les deux et ils le regrettaient. Ils n'étaient pas chrétiens et cela n'avait rien à voir avec leur propre moralité. Ils en étaient venus à réaliser que le vrai rapport sexuel n'est pas instantané, que cela prend du temps à deux personnes pour construire leur propre langage d'amour, pour découvrir comment se donner l'un à l'autre le plus grand plaisir et ils avaient pénétré dans ce domaine beaucoup trop tôt.

Je suis heureux que, quand j'ai fait l'amour avec ma femme pour la première fois, j'ai pu lui dire que je n'avais jamais fait l'amour avec personne d'autre. Elle possède mon corps et je lui appartiens. Il y a une force véritable en cela. Si des moments difficiles surviennent, et ils peuvent survenir dans n'importe quelle relation, bien que ce ne soit pas pour longtemps, la barrière qui m'empêche d'avoir un rapport sexuel avec une autre femme est énormément plus grande que si je ne faisais que reprendre la vieille habitude de «coucher ici et là».

Etre sûrs que vous êtes compatibles

Les gens disent que vous devriez avoir des rapports sexuels avant de vous marier pour savoir si vous êtes compatibles ou non. De toute évidence, les gens qui disent cela ont encore beaucoup à apprendre sur l'acte sexuel! S'ils étaient bien informés, ils sauraient qu'il n'existe rien de tel qu'un homme trop grand pour une femme ou une femme trop grande pour un homme!

A moins qu'un homme ait un pénis plus gros que la tête d'un bébé, la femme pourra s'en accommoder, après tout, là par où passe l'homme un bébé devra sortir! Les garçons sont souvent obsédés par la taille de leur équipement. Trop petit ou trop grand? Quand une femme est stimulée, toutes les parties à l'intérieur et à l'extérieur d'elle commencent à changer de forme de telle sorte que même un homme qui n'est pas particulièrement bien doté aura un ajustement serré. Nous avons été bien conçus ! Ce n'est pas ce que vous avez mais ce que vous faites avec qui compte.

Il est incroyablement rare qu'un médecin voie un couple qui ne peut avoir de rapports sexuels à cause d'une légère anomalie, par exemple, une mince couche de peau qui ferme complètement une femme à l'intérieur. Une femme comme celle-là ne perd pas de sang quand elle est réglée, donc la raison est habituellement claire et facile à résoudre. Mais, mis à part des choses rares comme celle-là, l'incompatibilité n'existe pas. L'impuissance chez un homme peut être très angoissante et elle est beaucoup plus courante que les gens ne le réalisent. Elle affecte beaucoup d'hommes quand ils sont sous pression, fatigués ou malades. La cause la plus importante est de loin la nervosité que l'homme éprouve quand il se demande s'il aura une bonne performance ou non et un homme est beaucoup plus susceptible d'avoir peur s'il est, en quelque sorte, à l'essai avant le mariage. Le mariage donne aux couples le temps, l'espace et la sécurité dans lesquels ils peuvent se détendre.

Le secret d'une bonne vie sexuelle

Quoiqu'il en soit, le couple instantanément compatible n'existe pas. Chaque personne est différente et chaque couple est totalement unique. Une personne peut trouver certaines choses très agréables et une autre personne peut trouver que ces mêmes choses la bloquent complètement. Avoir de bons rapports sexuels prend du temps, demande de l'intimité, de la considération, de la compréhension et une bonne communication. C'est peut-être pour cela que de nombreux couples pensent que l'acte sexuel devient de mieux en mieux au fur et à mesure qu'ils en apprennent plus l'un sur l'autre. Le besoin le plus fondamental, cependant, est une bonne relation chaleureuse où, surtout pour la femme, les deux partenaires peuvent réellement se donner dans une atmosphère de sécurité totale. Ce n'est que lorsque vous êtes entièrement en sécurité que vous êtes entièrement libre.

Quand vous séparez les rapports sexuels de l'expérience de la personne entière, vous êtes condamné à n'avoir qu'une satisfaction partielle. Cela vous entraîne de plus en plus dans un tourbillon qui s'aggrave dans la recherche continue de ce qui va encore plus loin dans la libération sexuelle. La prochaine personne ou cette nouvelle façon de faire les choses peut être encore meilleure que la précédente. Bien sûr, les relations sexuelles dangereuses peuvent comporter une dimension excitante et cela peut constituer l'aspect attractif d'une aventure, mais il y a de nombreux autres moyens d'injecter de l'excitation dans une relation stable que d'être infidèle comme, par exemple, faire l'amour dans un endroit inhabituel pour vous deux.

Comment ruiner des bons rapports sexuels

Les filles réalisent habituellement ces choses bien avant que les hommes avec qui elles sortent ne s'en rendent compte. La plupart des filles n'ont pas besoin d'être persuadées des avantages offerts par une relation amoureuse sans danger. En fait, l'une des principales raisons pour lesquelles (contrairement à leur opinion délibérée) certaines couchent finalement volontiers avec leur amoureux, c'est l'espoir que, grâce à cette offre d'un rapport sexuel avec elles, elles seront capables d'attirer leur amoureux dans une relation à long terme.

Malheureusement, d'après mon expérience, les choses fonctionnent habituellement de façon contraire. Une fille qui était habituellement respectée, presque révérée par un homme, cette même fille est maintenant méprisée par l'homme comme étant aussi facile et indigne que toutes les autres. L'un des plus grands atouts d'une femme quand elle retient un homme, c'est son mystère, et dès qu'elle a un rapport sexuel avec son amoureux, elle est en danger de le perdre. La bible dit que lorsqu'un homme a couché avec une femme, il la «connaît». C'est dans le sens où tout a été dévoilé.

4. Le sexe et l'Eglise

Confusion dans l'Eglise

Dieu aime l'acte sexuel: c'est le gaspillage de l'acte sexuel en dehors du mariage qui lui fait de la peine.

Il y a confusion dans certaines parties de l'Eglise un peu à propos de tout en ce moment. Dans certains pays, il semble que vous puissiez avoir un évêque qui rejette Jésus en tant que fils de Dieu et né d'une vierge, pense que la résurrection n'a réellement jamais eu lieu et qu'on ne doit pas vraiment croire la bible. Une fois que vous avez un groupe de personnes qui ont décidé de rejeter des parties importantes de la bible, ainsi que beaucoup des enseignements historiques de l'Eglise, vous avez de gros problèmes. Après tout, l'avis d'un homme est alors aussi valable que l'avis de n'importe qui d'autre. Vous pouvez finir par avoir autant de religions qu'il y a de personnes.

Comme l'un de mes amis athée l'a dit récemment, si vous voulez entrer dans le club, vous devez réaliser qu'il faut obéir aux règles. Le problème ici, c'est qu'il semble que certaines personnes pensent qu'elles peuvent réécrire la base de l'existence du club et, en conséquence, considérer les règles qu'elles n'aiment pas comme sans fondement et les ignorer.

Vous pourriez pardonner aux membres du club existants de penser que ces «radicaux» ne sont pas radicaux du tout. Ils n'ont fait qu'inventer un nouveau club à eux.

Oser être honnête

Si je décide d'être honnête et que je lis la bible attentivement pour comprendre ce que tout ce que son contenu dit de la vie, et pas seulement une phrase ou deux, je vais devoir être très prudent. Vous pouvez facilement lire des morceaux de phrases ici et là et les rassembler pour signifier tout ce que vous voulez qu'elles disent. La signification de l'ensemble est d'une importance vitale.

Voici ma propre conclusion de ce que la bible dit sur le sexe et la sexualité. Vous devez lire la bible vous-même. J'ai lu toute la bible trois fois en autant d'années, en prenant souvent des notes détaillées et en utilisant des livres de référence pour être sûr que je comprenais ce qui était dit. Ce que je vais dire maintenant est éclairé par ces lectures.

Tel que je le vois, la bible enseigne dès le début que Dieu a fait l'homme et la femme à sa propre image. Son intention est que l'homme devrait épouser une femme et que l'acte sexuel est un don merveilleux, un mystère unissant un homme et une femme qui se sont engagés l'un envers l'autre de cette manière pour la vie.

De ce kaléidoscope d'amour physique riche doivent venir des enfants qui grandissent dans une famille aimante et sûre, avec des grands-mères et des grands-pères, des tantes et des oncles, des neveux et des nièces et des personnes célibataires incluses dans la vie de la famille si elles le souhaitent.

Le mariage est la pierre d'assise de la société. Il n'est donc pas surprenant pour le chrétien de découvrir que, lorsque les mariages se brisent, qu'il y a de la violence dans le foyer et que les époux se trompent mutuellement et ne se soucient plus de l'autre, les enfants grandissent souvent avec des cicatrices profondes, sont mal protégés et peu sûrs d'eux-mêmes. Beaucoup de problèmes de vandalisme, d'alcool, de drogue et d'autres situations peuvent être remontés jusqu'à des foyers malheureux où ont vécu les jeunes concernés.

La bible, en encourageant tout ce qui soutient un bon mariage stable, se déclare contre quoi que ce soit qui sape le mariage en tant que rocher sur lequel est bâtie la société. Dans beaucoup de pays occidentaux, le mariage est souvent considéré comme dépourvu de pertinence. Le mariage n'est pas une chose chic. Regardez les publicités. Combien de femmes, quelle que soit la réclame et surtout dans les clichés de couples, portent une alliance ou même une bague de fiançailles ?

Les carrières ont encouragé les femmes à retarder de dix ans ou plus l'âge d'avoir des enfants. La tragédie c'est que, quand elles les veulent enfin, la pointe de la période de fertilité est passée, être enceinte devient difficile et les risques d'avoir un bébé avec une anomalie sont accrus. En médecine, n'importe quelle femme qui a un premier enfant après l'âge de trente ans est considérée comme une mère âgée parce que les médecins pensent que le corps féminin n'était pas vraiment conçu pour une première grossesse si tardive.

L'acte sexuel conçu pour le mariage

Parce que la bible est pour le mariage et contre quoi que ce soit qui décourage le mariage, la bible est pour garder l'union sexuelle comme l'activité exclusive de ceux qui sont mariés. Avant la pilule, il y a quelques vingt ans de cela, l'acte sexuel signifiait un risque que des bébés naissent et les bébés ont besoin de leur maman et de leur papa en permanence. Tout médecin de famille vous dira que les rapports sexuels de rencontre sont mauvais pour les enfants et mauvais pour la vie de famille. Jésus a indiqué très nettement qu'il était d'accord avec l'enseignement établi selon lequel les rapports sexuels en dehors du mariage étaient mauvais. En fait, il est allé encore plus loin en disant que même le fait de fantasmer au sujet de rapports sexuels en dehors du mariage était également mauvais.

Je ne vous demande pas d'être d'accord avec cela. Tout ce que je vous demande, c'est d'être honnête avec vous-même et, au moins, d'admettre que c'est bien ce que dit la bible. C'est l'enseignement qui a toujours été donné par l'Eglise, bien qu'il y ait toujours eu de petits nombres de personnes qui écrivaient leurs propres livres de règlements et qui, ce faisant, se retrouvaient en dehors de l'Eglise. Cet enseignement n'est pas celui d'une confession religieuse mais celui de toute l'Eglise depuis l'époque de Jésus, qu'elle soit catholique, orthodoxe de l'est, anglicane, méthodiste ou autre. En fait, c'est l'un des quelques points sur lesquels les chrétiens ont toujours été unis pendant des siècles.

Etendre les limites

Certaines personnes ont tenté d'établir qu'il y a un cas spécial pour celles qui ressentent une attraction à l'égard d'autres personnes du même sexe. La bible nous enseigne que les gens peuvent être stimulés sexuellement dans un grand nombre de situations différentes. Elle est très explicite. La bible décrit des hommes qui ont des rapports sexuels avec des hommes, des adultes qui ont des rapports sexuels avec des enfants, des hommes qui ont des rapports sexuels avec leur mère, des gens qui ont des rapports sexuels avec des animaux, des orgies, la prostitution et beaucoup d'autres choses. Les rapports homosexuels sont mentionnés directement en plusieurs endroits de la bible et toujours comme quelque chose qui va au-delà de ce qui est permis.

Cependant, la bible décrit aussi des relations très étroites, chaleureuses, intenses et aimantes entre des personnes du même sexe, comme Ruth et Naomi ou David et Jonathan, par exemple. David et Jonathan pouvaient partager autant de leur vie ensemble qu'ils le voulaient, mais ils ne pouvaient pas se permettre des activités homosexuelles.

La foi à la mode

Les gens disent que c'est très injuste. C'est également difficile pour une femme de découvrir que le seul homme qu'elle ait jamais aimé est marié avec quelqu'un d'autre ou pour quelqu'un qui a décidé que s'il n'y avait personne qui lui convienne dans la communauté des disciples de Jésus, il resterait célibataire. C'est aussi difficile pour quelqu'un quand il semble qu'il y ait de nombreux partenaires potentiels aux alentours mais qu'il n'y en a aucun(e) à qui il/elle pourrait supporter d'être marié(e) ou à qui il/elle ferait confiance comme père ou mère de ses enfants (c'est un bon test).

Nous pensons que, dans cette époque dominée par le sexe, il est en quelque sorte contre nature et mauvais qu'un homme n'exprime pas sa sexualité en ayant des rapports sexuels avec une autre personne. Et ce n'est pas différent pour une femme, si ce n'est que les pulsions d'un jeune homme sont souvent beaucoup plus fortes que celles d'une jeune femme, une situation qui est souvent inversée quand vient l'âge moyen.

La foi chrétienne ne change pas à chaque fois que la mode change et la tradition chrétienne a toujours beaucoup honoré ceux qui étaient célibataires. Jésus lui-même est notre exemple, ainsi que l'apôtre Paul. L'époque du début de l'Eglise était aussi une époque de culture obsédée par la satisfaction sexuelle et l'immoralité. A la fois Jésus et Paul ont parlé clairement en faveur de la tempérance, de la discipline, de la maîtrise de soi, du célibat et de la fidélité comme étant l'objectif de Dieu pour nous tous. Au cours du prochain siècle, les gens considèreront avec amusement la première et la deuxième génération qui auront grandi avec la pilule, l'obsession du sexe et la domination des maladies d'origine sexuelle. Malheureusement, ils enregistreront également les dégâts causés par la désagrégation des familles à des centaines de millions d'enfants.

5. Se préoccuper d'une chose, ce n'est pas la même chose qu'être d'accord avec

Il se peut que vous ne soyez pas d'accord. Je ne vous demande pas d'être d'accord, mais seulement de voir que ce que j'ai écrit est une opinion aussi valable que la vôtre et que c'est une opinion qui reflète ce que nous enseigne l'Eglise depuis plus de deux mille ans, qu'elle soit catholique, orthodoxe de l'est ou protestante.

Des soins pratiques

Une fois, une personne m'a dit qu'elle était choquée que des chrétiens soient impliqués dans des soins compatissants, inconditionnels, donnés aux personnes souffrant du sida parce qu'elle savait que nous désapprouvions beaucoup des nombreux styles de vie qui avaient provoqué l'infection de ces personnes.

Je lui ai dit qu'elle avait confondu « se préoccuper de » et « être d'accord avec » quelque chose. En médecine, ces deux aspects n'ont jamais été les mêmes. Si, en tant que médecin, je ne m'occupais que des personnes qui ont voté pour le même parti que moi, qui ont la même foi, qui font leurs dévotions dans la même sorte d'église, qui n'ont jamais rien fait que je puisse désapprouver, je pense que je devrais être rayé de l'ordre des médecins immédiatement. Il est attendu des médecins et des infirmiers qu'ils offrent de bons soins pleins de compassion à tous ceux qui en ont besoin et pour toutes les maladies, quelle que soit la façon dont ces personnes sont devenues malades. Et cela est également vrai pour tous ceux qui travaillent dans les professions dites d'entraide.

Et le fait est qu'au niveau mondial les églises sont au premier rang des soins et de la prévention contre le sida.

CHAPITRE SIX

Où allez-vous ?

Si nous nous apprêtons à nous occuper des gens qui meurent, nous devrons avoir nous-mêmes atteint une conclusion sur ce que nous pensons de la mort.

Ebranlé par la violence

Il faut beaucoup de cran pour voir la mort en face et continuer à regarder. La première fois que cela m'est arrivé, j'étais encore à l'école. Je marchais le long d'une route très fréquentée et j'ai vu un bus renverser une femme. Elle avait été immédiatement projetée par terre. Elle était étendue sur la route, saignant, suffoquant. Nous nous sommes tous rassemblés autour d'elle. Je n'avais jamais pratiqué de premiers soins à l'école et je ne savais pas quoi faire. Quelqu'un lui tenait la tête. Le conducteur est descendu du bus, choqué, et quelqu'un avait appelé une ambulance. Comme je regardais de loin, la femme s'est soudain mise à vomir, elle s'étranglait, elle est très vite devenue bleue et elle est morte.

Je suis rentré à la maison ébranlé par la violence de ce qui était arrivé. Vous pouvez voir 100 choses comme cela à la télévision, mais quand vous le voyez de près, cela devient réel. Ce qui m'a choqué encore plus, c'est de découvrir plus tard qu'elle était morte parce qu'elle était allongée sur le dos et qu'elle s'était noyée dans son propre vomi.

Ma deuxième expérience de la mort a eu lieu quand je venais juste de quitter l'école. C'était un soir sombre et pluvieux et j'étais assis sur la plate-forme inférieure à l'avant d'un grand autobus avec une entrée de porte arrière ouverte. Comme le bus filait le long de la route noire et grasse, j'ai été submergé par un bruit de petite monnaie qui se répandait sur la plate-forme. Je me suis retourné et je n'ai rien vu, puis, j'ai vu avec horreur à travers la fenêtre arrière le contrôleur du bus étendu sur la route. Il avait glissé, se cognant la tête sur la plate-forme du bus avant de rebondir sur le macadam.

Je me suis précipité vers la sonnette et me suis mis à sonner pendant ce qui m'a semblé être une éternité avant que le lourd autobus ne se gare pour s'arrêter. J'ai sauté du bus et suis retourné en courant vers le lieu de l'accident. Une file de voitures s'était déjà arrêtée. Une infirmière est sortie et a prodigué quelques soins mais le contrôleur est mort plus tard d'une très importante fracture du crâne.

La plupart d'entre nous n'aiment pas parler de la mort. Nous dénions l'existence de la mort. De la manière dont certaines personnes parlent, vous pourriez penser qu'elles sont immortelles. Dans certains pays, les enfants sont souvent tenus très à l'écart des funérailles parce que les adultes sont gênés de pleurer devant eux.

C'est cette peur de la mort, la peur de l'inconnu qui est la principale raison pour laquelle le sida est si effrayant. Les gens me demandent souvent comment j'ai pu passer tant de temps avec des personnes qui mouraient, au début, du cancer, puis du sida. La réponse était: parce que je savais où j'allais.

Je venais tout juste de recevoir ma qualification de médecin et l'un de mes premiers patients était une retraitée qui mourait du cancer. Je me souviens de m'être assis sur son lit un après-midi et qu'elle m'avait pris la main. «Vous vous souviendrez de moi quand je ne serai plus là, n'est-ce pas?» dit-elle. J'ai hoché la tête et elle a poursuivi: «Vous savez où vous allez, n'est-ce pas. Vous croyez?»

Je ne lui avais jamais rien dit à propos de la foi. Je ne porte pas d'étiquette, ni de symbole, ni de bible, mais elle avait remarqué quelque chose. Elle ressentait que j'étais en paix avec le fait qu'elle allait mourir. Elle pouvait voir que je n'avais pas peur et que je n'allais pas l'abandonner parce que l'espoir de la guérir m'avait quitté.

Ce n'est que lorsque nous vieillissons que nous devenons angoissés à propos de la mort. Les jeunes enfants sont très pratiques. Les enfants qui meurent traitent souvent la mort comme une partie normale de la conversation et sont ensuite très surpris de découvrir que tous les adultes ne peuvent pas le supporter. Ils apprennent très vite à se taire pour ne pas bouleverser leurs parents ni le personnel soignant.

Je pense que certaines des craintes que j'avais auparavant émanaient de certaines des choses qu'on m'avait racontées comme : « Il aurait avalé son dentier, donc je l'ai enlevé. » Comment quelqu'un pouvait avaler une série de fausses dents me dépassait, mais cela m'avait laissé penser que quelque chose de violent survenait après la mort. On m'avait dit aussi qu'une fois que les gens étaient morts, c'était comme si on ouvrait les vannes : la vessie et les intestins se vidaient partout sur le lit. Vous pouvez imaginer à quel point j'ai été soulagé quand j'étais étudiant en médecine de découvrir que ces choses n'arrivaient pas. Quand elle est correctement gérée, la mort est presque toujours une chose paisible et digne. Souvent, le parent qui se trouve dans la pièce ne sait pas vraiment si la personne est morte ou non, on dirait juste qu'il ou qu'elle dort.

La mort est un mystère

Si vous avez jamais eu le privilège d'être assis auprès de quelqu'un qui est en train de mourir, au moment même de sa mort, vous avez fait l'expérience d'un mystère. Voici une femme limitée par l'espace et le temps. Vous êtes assis là en lui tenant la main. Elle respire calmement. La plupart du temps, elle est endormie, mais parfois elle ouvre les yeux ou dit un mot. Elle ne souffre pas, elle n'est pas anxieuse et elle sait exactement ce qui arrive. Elle n'a pas peur et elle est en paix.

Comme vous êtes assis là, vous remarquez que sa respiration devient plus pénible et elle semble plus endormie. En ce qui semble être des heures mais qui en fait ne sont que quelques minutes, sa respiration change de nouveau. L'infirmière vient et dit que son pouls est très faible et rapide maintenant. Il y a de petites perles de sueur sur son front.

Progressivement, sa respiration semble s'affaiblir et puis elle disparaît. Vous vous demandez si cette femme est morte. Après quelques minutes, vous ressentez un choc quand elle respire encore une fois profondément avant que tout ne redevienne tranquille de nouveau. Et, après un moment, vous réalisez qu'elle n'est plus là.

Un corps mort est toujours vivant

Presque toutes les cellules de son corps sont encore vivantes. Ses reins seront utiles à quelqu'un s'ils sont prélevés dans la demi-heure suivante, à condition qu'elle ne souffre ni d'un cancer ni du VIH. Les cellules de son cerveau sont trop endommagées pour vivre longtemps, mais sa peau sera encore vivante dans une semaine. La cornée (la partie transparente de l'œil), si elle est prélevée au plus tard le lendemain soir, donnera la vue à un enfant et son cœur peut encore contenir des cellules qui battent. Ses intestins continuent de se contracter et son estomac est encore en train de digérer de la nourriture. Toutes les protéines de son corps sont encore là, la moelle osseuse continue de produire de nouvelles cellules sanguines. Donc, que s'est-il passé ?

En fin de compte, c'est un mystère. J'ai toujours dit que le moment où un athée est jamais le plus proche d'une expérience religieuse profonde, c'est celui de sa propre mort. La mort favorise la prise de conscience spirituelle de toutes les manières. C'est une personne courageuse que celle qui vient de regarder ce mystère ou qui vient peut-être d'assister à la naissance d'un enfant et qui peut repartir aussi convaincu qu'auparavant qu'il n'y a pas de Dieu.

Quatre réactions face à la mort

Quand vous savez que vous allez mourir, quatre choses commencent à arriver. La première est que vos priorités changent. Quel est l'intérêt de continuer vos cours en université quand les médecins vous ont dit que vous seriez probablement mort pour Noël?

La deuxième chose est que cela modifie vos relations. Vous découvrez que votre meilleur(e) ami(e) ne peut pas supporter la situation et ne vous a pas rendu visite une seule fois à l'hôpital alors que quelqu'un dans la même année et dont vous n'avez jamais pensé grand-chose a été un réel appui, rien ne le/la dérange jamais quand il s'agit de vous aider. Il suffit parfois d'un diagnostic de maladie fatale pour que certaines personnes découvrent finalement qui elles sont et ce qui est important pour elles.

Cela peut être un moment de grands regrets et certains se retrouvent en train de se remémorer et de se demander comment ils auraient agi différemment s'ils avaient su que la vie allait être aussi courte.

Enfin, les gens découvrent qu'ils pensent à l'avenir. La plupart des gens à qui je parle n'ont pas si peur de la mort qu'ils ont peur de mourir: ils craignent de devenir incontinents, de perdre leur maîtrise, de devenir une charge, d'être totalement dépendants, ils ont peur de la douleur, peur de suffoquer jusqu'à la mort, peur de perdre leur capacité de penser, de bouger ou de se rappeler.

Et puis il y a une autre dimension: n'y a-t-il réellement rien de plus dans la vie que la vie? Est-ce qu'il n'y a vraiment rien de plus en moi en tant que personne que les molécules qui forment mon corps? Quand je mourrai, est-ce que ce sera la fin ou est-ce qu'il y a une autre sorte d'existence après celle-ci?

Conversion sur le lit de mort

Ces questions et beaucoup d'autres font souvent en sorte que les personnes font des recherches. Elles vont voir des médiums, des spirites, des guérisseurs traditionnels et tout autre organisme qui les rassurera sur le fait qu'il y a en fait une vie au-delà de la tombe. La conversion sur le lit de mort est très courante et très réelle. Le voleur sur sa croix s'est tourné vers le Christ dans le dernier geste qu'il a fait avant de mourir. Je me souviens d'un homme qui avait un cancer du poumon et qui est venu à l'hospice St Joseph pendant que j'y étais. Il a regardé les religieuses et il a dit : «Je suis athée. Est-ce que je dois être catholique pour être ici ?»

Nous lui avons expliqué que les gens de toutes les confessions et d'aucune étaient également les bienvenus. Je ne pense pas que quiconque lui ait demandé quoi que ce soit concernant sa foi ou ses convictions personnelles jusqu'à ce que, environ deux semaines plus tard, il soulève de nouveau la question et demande à voir un prêtre. Il avait subi un bouleversement profond à l'approche de la mort, sans qu'un seul mot ait été prononcé.

Il y a plus dans la vie que la vie

En tant que chrétien, je crois qu'il y a une vie après celle-ci et que la mort n'est simplement qu'une passerelle entre un monde physique, limité par le temps et l'espace, et une autre dimension. Jésus nous a clairement enseigné que lorsque tout sera fini, chacun de nous devra rendre compte de ce qu'il a fait de sa vie.

Jésus nous a aussi montré que personne d'entre nous n'est parfait : personne d'entre nous ne peut plaire à Dieu. Personne d'entre nous n'est assez parfait pour entrer en sa présence et survivre. Mais la bonne nouvelle c'est que Dieu a jeté un pont au-dessus de ce golfe immense qui nous sépare de lui en nous envoyant Jésus. Les choses que vous et moi avons mal faites ont des conséquences éternelles. Nous sommes responsables et la punition pour ce que nous avons fait est éventuellement la mort et l'extinction.

Mais Dieu a envoyé Jésus pour recevoir la punition qui aurait dû être la nôtre. En mourant pour nous, Jésus nous a libérés des effets de nos propres mauvaises actions. Grâce à Jésus, pour ceux qui l'acceptent et qui le reçoivent, Dieu a choisi de nous pardonner complètement et d'effacer entièrement notre ardoise. Grâce à Jésus, nous faisons appel à Dieu, l'inapprochable, l'incogniscible et l'insondable, comme à notre père.

Pour ceux qui croient, la mort est pour nous un changement entre le moment où nous n'étions que partiellement conscients de Dieu et de son amour et celui où nous sommes entièrement et complètement en sa présence, une expérience du ciel lui-même. Pour quelqu'un qui n'a jamais connu Dieu et ce qui se rapporte à Dieu, la bible nous enseigne que la vie après la mort sera une déception désagréable et inconfortable.

Cet enseignement de ce qui arrive après la mort a toujours été un aspect central de l'Eglise mais il soulève immédiatement une question dans l'esprit des gens, surtout quand ils lisent que de nombreuses églises deviennent impliquées dans les soins pratiques prodigués à ceux qui souffrent du sida. Si les chrétiens pensent que certaines personnes peuvent se trouver séparées de Dieu après la mort, ils voudront certainement atteindre chaque personne qu'ils rencontrent et qui est en train de mourir et lui prêcher l'évangile ?

Je parlais récemment avec un membre éminent d'une organisation de lutte contre le sida qui, à propos, est lui-même atteint par la maladie. Il s'est converti au bouddhisme et il a admis librement avec un sourire que lorsqu'il était avec des gens qui avaient le sida, tout ce qu'il voulait vraiment faire, c'était leur parler de sa foi, mais il savait qu'il ne le pouvait pas.

Que voulez-vous ? Si quelqu'un qui souffre du sida veut voir un aumônier, il demande une aide spirituelle. Si tout ce qui intéresse l'aumônier, c'est de lui rendre visite chez lui, de faire sa cuisine, de laver ses vêtements, d'aider avec les enfants et d'apporter de l'eau, vous pouvez imaginer que cette personne pourrait bien se sentir très déçue. Par ailleurs, si quelqu'un qui a le sida a demandé qu'on l'aide avec le lavage et que tout ce que la personne semble vouloir faire, c'est parler de religion, vous pouvez imaginer que cette personne peut aussi avoir une bonne raison d'être fâchée.

C'est un vrai privilège qu'il vous soit permis d'être avec quelqu'un qui approche de la fin de sa vie. C'est un moment très spécial, comme tous ceux d'entre nous qui y ont participé le savent. A juste titre, les gens sont très sensibles au fait que d'autres se précipitent sans délicatesse vers quelqu'un qui pourrait être trop faible pour dire «non» ou «s'il vous plaît, partez». Souvent, ce n'est qu'après que la contrariété se manifeste et que le/la malade supplie qu'une certaine personne ne revienne plus jamais dans sa maison. Derrière la façade polie, il peut y avoir une angoisse réelle qui, souvent, n'est pas exprimée à ce moment-là. Si vous êtes vulnérable, vous réfléchirez à deux fois avant d'éveiller l'antagonisme d'une personne dont votre vie pourrait dépendre.

Utile ou redoutable

Si, dans un dispensaire, un médecin demande un visiteur communautaire à une agence bénévole, il s'attend à recevoir une aide pratique, pas un aumônier. S'il lui revient qu'un visiteur particulier a passé toute la nuit (cela peut ne pas être vrai, mais une partie minuscule seulement peut être vraie) à essayer de convertir son patient, le médecin pourrait bien, avec raison, se sentir en colère. Dans la mesure où il est concerné, le service communautaire est totalement inefficace.

Il n'a pas reçu un bon service en tant que médecin parce qu'il sera désormais extrêmement inquiet s'il demande à quelqu'un d'autre du même groupe d'effectuer les visites. Ce n'est pas non plus un service rendu au patient parce que ce que celui-ci voulait c'était une compagnie agréable et une main secourable et tout ce qu'il a eu c'était un prêcheur!

Alors, le médecin en viendra a la conclusion que ce programme de lutte contre le sida ne veut que servir le prêtre local en essayant de convertir les gens. Si c'est le cas, lui, en tant que médecin, fera campagne pour être sûr que chacun soit au courant de ces redoutables personnes.

Invité et serviteur

Il y a un bon moment et un bon endroit pour tout. Et tout dépend de la culture et des coutumes locales. Par exemple, dans de nombreuses parties de l'Ouganda, le niveau d'engagement à l'égard de l'Eglise est si fort qu'il serait très étrange qu'un visiteur issu d'un programme de lutte contre le sida basé sur l'Eglise n'offre pas une prière à chaque visite. Et même, si vous n'offrez pas de prier, il est très probable qu'on vous demandera de le faire dans tous les cas. Une prière chrétienne dans un foyer est habituelle et attendue de la part du ministère de cette communauté. La prière est un mode de vie. Mais en Thaïlande ou dans certaines parties de l'Inde, les attentes peuvent être très différentes. Et nous devons être très sensibles à toutes ces choses.

Cela dépend énormément aussi de la nature du service que vous avez annoncé et auquel les gens font référence. Cependant, quelle que soit la culture, quelque hostile qu'elle puisse être à l'égard de la foi chrétienne, ce qui suit est toujours vrai :

Si vous faites un repas à quelqu'un et que, parce qu'il remarque que vous êtes toujours là, que vous ne vous plaignez jamais, que vous l'acceptez en tant que personne, que vous êtes heureux de vous occuper de lui bien qu'il sente que vous ne partagez pas ses opinions sur les styles de vie, à cause de toutes ces choses et parce qu'il sait que vous allez à l'église, il vous interroge au sujet de votre foi. C'est alors un moment merveilleux pour partager un peu de l'espoir qui est en vous et, peut-être, pour apporter le réconfort spirituel et la paix.

C'est lui qui dirige la conversation et il serait stupide et inamical de ne pas répondre à ses questions. Vous trouverez peut-être que dans le contexte de ses propres recherches il trouve rassurant d'avoir près de lui quelqu'un comme vous qui a une foi. Il se pourrait même peut-être qu'il vous demande de prier pour lui. C'est étonnant de voir qu'un athée a souvent foi dans les prières d'une autre personne ! Mais en toute chose, votre attitude doit être celle d'un serviteur : comment pourrais-je vous être le plus utile aujourd'hui ? Votre attitude doit aussi indiquer que vous êtes toujours là comme un invité et vous ne devez jamais prendre le contrôle.

Enseignement scolaire

Les mêmes principes s'appliquent à l'enseignement scolaire. Les écoles travaillent dans des zones très sensibles où chacun peut avoir une opinion très déterminée sur la façon dont on devrait éduquer les jeunes sur les relations sexuelles et le sida. Et là encore, cela variera entre les pays, les régions, les communautés et les écoles. Les gens peuvent avoir peur que des activistes essaient d'utiliser la crise du sida pour encourager une utilisation inappropriée des préservatifs à l'école ou prôner des opinions et des attitudes extrêmement morales.

Un éducateur scolaire est là sur invitation de l'enseignant pour être un serviteur à l'égard de l'école et un invité dans la classe. Les sujets à couvrir, les méthodes et l'approche générale devraient faire l'objet d'un accord préalable.

Travailler dans les écoles est un privilège et ne devrait pas servir de plate-forme pour la promotion des croyances personnelles sans l'approbation de ceux dont vous êtes les invités. Cependant, si, dans le contexte de cours d'enseignement religieux ou d'initiation à la vie quotidienne, l'enseignant ou un élève demande à l'éducateur de présenter un point de vue personnel, par exemple, sur l'espoir chrétien de la vie après la mort ou son avis sur la sexualité, c'est une question différente dans la mesure où cela est présenté comme un avis personnel ouvert à la discussion et au débat. Mais comme je l'ai dit, soyez guidé en toute chose par l'école locale et par les enseignants qui s'y trouvent. Ils vous donneront souvent beaucoup plus de liberté que vous n'auriez pu l'imaginer.

Donc, en résumé, le sida est une maladie terrible qui tue un grand nombre de personnes et qui se propage par un virus en partageant des aiguilles de seringue ou en ayant des rapports sexuels avec des personnes infectées. Il nous frappe dans deux domaines où nous nous sentons les plus vulnérables: notre moralité et notre mortalité et il fait que nous remettons en question ce que nous faisons et ce que nous sommes.

Maintenant, il est temps d'entrer en action.

Il est temps d'entrer en action

La première chose que vous pourriez vouloir faire, c'est de mettre votre vie en ordre. Je trouve cela déprimant de voir le grand nombre de personnes ou seulement les personnes âgées qui ne comprennent réellement la signification de leur vie que lorsque celle-ci est presque finie. Faut-il en venir à un diagnostic fatal avant que vous ne mettiez votre propre maison en ordre? Il se peut que vous soyez obligé de prendre des décisions urgentes dès aujourd'hui pour changer votre vie sexuelle ou au sujet de vos injections de drogue. Il se peut que vous ayez à déterminer dès maintenant ce qui est important pour vous.

Qu'est-ce qui est important pour vous?

Qu'est-ce qui vous rendra réellement heureux à long terme? Quelles sont vos relations les plus importantes? Je ne veux pas seulement dire cette année mais aussi pour les quelques prochaines années à venir. Savez-vous qui sont vos vrais amis et à qui vous appartenez?

Ces questions sont importantes. Beaucoup de gens disent après être devenus chrétiens: «Si seulement j'avais su alors ce que je sais maintenant, ma vie ne se serait jamais trouvée dans un tel désordre.» Ce qui est tragique, c'est qu'il faut souvent en venir à un diagnostic fatal ou à un accident qui a failli être mortel pour que quelqu'un s'arrête totalement pendant un temps suffisamment long pour penser de façon rationnelle. La plupart des gens que vous connaissez sont probablement assez heureux en ce moment pour dévorer la vie en passant constamment d'une relation à une autre, d'un travail à un autre, sans avoir de plan à long terme en tête, en prenant juste du bon temps.

Mais les gens qui vivent comme cela se retrouvent souvent échoués sur un rivage. Une femme découvre à trente-huit ans que l'homme avec qui elle vit et lui a promis mariage et enfants la trompe depuis deux ans avec une autre femme et l'abandonne. Un homme découvre qu'il a réalisé tous les rêves de son entreprise mais au prix de la perte de sa femme et de ses enfants. Il découvre trop tard que l'argent achète beaucoup d'attention mais pas des amis. Un autre homme découvre qu'après toute une série de relations il est sans illusions et ne sait plus très bien ce qu'est l'amour.

Vivre la vie à fond

Vous êtes important. Je crois que vous avez été fait dans un certain but et que vous trouverez votre plus grand bonheur en trouvant ce but vous-même. Une partie de cela implique de commencer à vivre pour les autres. Jésus a dit que la seule façon de trouver votre vrai «moi», c'est à dire de devenir vraiment humain, c'est de vous perdre, non pas en devenant une carpette passive sur laquelle tout le monde peut marcher, mais en abandonnant le droit de gérer votre vie comme vous l'entendez et, à la place, en invitant Jésus à vous montrer comment vivre sa vie. Je crois que Dieu a un plan pour vous et que, parce qu'il vous aime, son plan est celui qui vous rendra vraiment heureux.

La partie la plus importante de ce plan est qu'il veut que vous le connaissiez personnellement, pas comme un «être humain», mais comme un ami. Il veut aussi que vous ayez une puissance, une force et des ressources intérieures nouvelles de façon à ce que vous puissiez vivre votre vie à fond. Souvent, cela apporte le soulagement et parfois aussi la guérison physique.

S'impliquer

Deuxièmement, il y a des actions que vous pourriez entreprendre et qui seront une aide pratique pour ceux qui souffrent du sida. Vous souhaiterez peut-être devenir un bénévole, offrir de rendre visite à quelqu'un qui est malade ou aider à soutenir sa famille. Ou vous souhaiterez peut-être aider à sauver des vies en disant aux gens comment se protéger contre le VIH. Pourquoi ne pas parler à d'autres personnes dans votre église ou à des personnes qui sont déjà impliquées dans une réponse chrétienne au sida et leur offrir une partie de votre temps ? Vous trouverez de nombreuses ressources pour vous aider sur le site Internet de l'Alliance ACET International. Vous pouvez les télécharger et les imprimer.

Que peut-on faire ?

Commencez avec ce que vous avez. J'ai récemment visité une école pour les orphelins du sida et un projet de génération de revenus démarré par six grands-mères dans une zone très pauvre de l'Ouganda. Elles avaient commencé avec ce qu'elles avaient et s'y étaient mises d'elles-mêmes, en mobilisant progressivement d'autres personnes du village et, petit à petit, le travail avait été établi. Elles ont économisé et acheté un peu de terre. Puis, elles ont économisé et elles ont acheté une vache. Le lait de cette vache paie le fonctionnement de l'école. Progressivement, elles ont fait des briques et ont remplacé les toits de paille reposant sur des perches par un petit bâtiment. Et ensuite, elles en ont construit un autre. Elles ont commencé à enseigner aux enfants du mieux qu'elles le pouvaient pendant leur temps de loisir. Tout le monde a aidé. Certains ont apporté de la nourriture, d'autres ont fait la cuisine, d'autres ont apporté de l'eau chaque jour pour que les enfants assoiffés puissent boire. Les grands-mères ont réalisé qu'elles avaient besoin de formation et elles ont participé à des programmes gouvernementaux pour acquérir une qualification fondamentale. Un visiteur est venu et leur a donné de l'argent pour avoir l'électricité. Un autre a fourni une canalisation pour qu'elles aient l'eau courante. Un troisième leur a donné une machine à coudre pour former les filles plus âgées... et, petit à petit, le travail a grandi.

Chaque église peut encourager ses membres à faire quelque chose pour aider. Comme George Hoffman, le fondateur de Tearfund, l'a dit une fois: «Vous ne pouvez pas changer le monde entier, mais vous pouvez changer le monde de quelqu'un quelque part.»

Allez sauver la vie de quelqu'un aujourd'hui.

Allez porter de la nourriture à une famille frappée par le sida aujourd'hui.

Allez réconforter une veuve ou un orphelin aujourd'hui.

Allez encourager quelqu'un qui donne sa vie au ministère du sida aujourd'hui.

Priez pour que Dieu leur accorde sa protection et qu'il pourvoie à leurs besoins.

Et il se peut que vous soyez une partie de la réponse à ces prières!

Aide pratique

Troisièmement, vous voudrez peut-être parler à quelqu'un de certaines des questions soulevées dans ce livre. Par exemple, vous craignez peut-être d'être infecté ou que quelqu'un que vous connaissez puisse l'être. Vous souhaiterez peut-être parler avec votre pasteur ou à votre médecin pour recueillir tous les conseils éclairés dont vous avez besoin.

CHAPITRE SEPT

Que pouvons-nous faire ?
Il est temps de passer à l'action

Good Practice in HIV/AIDS projects
(Appliquer la bonne pratique aux projets de lutte contre le VIH/sida)

par Mark Forshaw – Africa Inland Mission
(Mission à l'intérieur de l'Afrique)

Que pouvons-nous faire ? Comment vous et moi pouvons-nous rendre les choses différentes ? D'abord, commencez déjà avec ce que vous avez. C'est un principe énoncé par les Ecritures. Les œuvres de Dieu réalisées à la manière de Dieu ne manquent jamais des ressources de Dieu, comme l'a dit une fois Hudson Taylor, le fameux missionnaire en Chine. Donc, à quelle tâche Dieu vous appelle-t-il ? Quelle mission a-t-il placée dans votre cœur ?

Vous n'avez besoin ni de fonds ni d'une grande équipe pour démarrer. Cela ne coûte rien de s'occuper d'un ami ou d'un voisin. Cela ne coûte rien non plus de parler du sida et du VIH avec vos propres enfants et avec vos collègues, ni d'inclure les questions relatives au VIH dans le programme d'enseignement de votre église, dans les plans de formation de votre lieu de travail ou dans le programme d'études scolaires. Tous ensemble, nous pouvons rendre les choses différentes.

Vous ne serez sans doute pas capable de sauver le monde entier mais vous pouvez empêcher quelqu'un de contracter le VIH. Vous ne serez sans doute pas capable d'aider tous ceux qui sont séropositifs ou que le VIH a rendus orphelins. Mais vous pouvez offrir une aide pratique et des encouragements à quelques-uns et vous pouvez vous impliquer dans d'autres projets qui fonctionnent déjà. Et, surtout, faites cela en association avec les autres. Un tel travail peut être stressant, épuisant et solitaire et vous aussi, vous aurez besoin de personnes qui vous soutiennent.

Que dire des projets plus vastes ? On a mis au point des milliers de programmes, publié des rapports innombrables et dépensé des millions de dollars dans le cadre de la lutte contre le VIH/sida. Pourtant, la propagation de la pandémie se poursuit rapidement. De nombreux gouvernements et ONG reconnaissent désormais que leurs stratégies ne réussissent pas à enrayer ce courant. Ils continuent cependant à alimenter en fonds la distribution de préservatifs seule et des campagnes de sensibilisation ponctuelles dont aucune ne traite les problèmes connexes comme la pauvreté, l'éducation, les droits des femmes et d'autres questions plus larges sur les styles de vie.

Voici quelques récits pour vous encourager : souvenez-vous qu'il s'agit là de leçons provenant de pays différents qui exigent une adaptation prudente à votre propre situation. En tout état de cause, les études de cas illustrent de nombreux points d'ordre général qui sont d'une importance vitale.

Chacun de ces récits a un début modeste. Une personne touchée par l'amour de Dieu et qui est profondément affectée par ce que le sida fait au monde que Dieu a créé. Des gens qui pensaient qu'ils devaient faire quelque chose et qui ont commencé, habituellement avec presque rien, pas à pas, à suivre l'appel de Dieu en association avec d'autres et en apprenant auprès des autres en cours de route. Dans de nombreux cas, la route était longue parce qu'il y avait à ce moment-là peu de modèles à suivre pour ces types de programme. Mais, maintenant, les programmes qu'ils ont initiés sont pour nous une inspiration et un encouragement pratique et ils accélèrent le rythme de notre propre parcours.

Etude d'un cas d'assistance – FACT au Zimbabwe

Face au niveau élevé de dénuement et à des ressources sanitaires formelles limitées, le Dr Geoff Foster, pédiatre au Zimbabwe, a fondé FACT (Family AIDS Caring Trust – fonds d'assistance aux familles touchées par le sida) à Mutare, au Zimbabwe. Il a vu qu'il y avait un besoin pressant de mobiliser la communauté locale pour fournir des soins. On a contacté des églises, dont certains membres étaient prêts à recevoir une formation pour aider les familles et les voisins dans leur communauté. Les programmes de soins à domicile de FACT sont coordonnés par des agents de santé expérimentés qui sont responsables des équipes locales. Chaque équipe est dirigée par un bénévole qui gère l'action d'autres bénévoles de l'église locale. Ils dispensent effectivement des soins à ceux qui sont dans le besoin dans leur zone.

La formation des bénévoles consiste à leur inculquer des connaissances en conseils psychologiques de base et en soins. Les compétences en soins requises pour les personnes qui sont malades chez elles comprennent : le bain et l'hygiène corporelle, le lavage des vêtements et des draps de lit, le nettoyage de la maison, la fourniture d'aliments appropriés et le traitement et le pansement des petites lésions. Le but principal des bénévoles est de s'occuper de ceux qui sont infectés par le VIH. Pourtant, ils sont aussi formés pour soigner tous ceux qui sont atteints par une maladie chronique ou qui sont mourants, par exemple les personnes souffrant de la tuberculose, du diabète ou qui sont tout simplement âgés. Ils ont réalisé que ce n'était pas bien de rendre visite à ceux qui étaient malades du fait du VIH et de ne pas s'occuper de leurs voisins qui étaient également malades sans être nécessairement séropositifs.

Par-dessus tout, il est nécessaire que les bénévoles

reconnaissent que les besoins de ceux à qui ils rendent visite ne sont pas simplement physiques mais aussi émotionnels et spirituels. Les bénévoles sont issus de la communauté locale et ce sont souvent de leurs voisins qu'ils s'occupent. L'établissement de relations de service constitue la base de soins pratiques de bonne qualité et de conseils psychologiques de soutien.

La majorité de ceux à qui l'on rend visite vivent avec les membres de leur famille et le rôle des bénévoles est de les soutenir également. Les bénévoles donnent des conseils sur les moyens de faire face aux diverses infections communes au VIH. Ils offrent aussi des informations sur d'autres services formels et informels disponibles et sur la manière d'y accéder. Et ce qui est également important c'est que les bénévoles offrent un appui émotionnel et spirituel à ceux qui s'occupent des familles.

Grâce à cette équipe qui ne possède pas de compétences très techniques et qui coûte peu, un grand nombre de personnes peut recevoir de l'aide en utilisant les mécanismes d'assistance familiaux et communautaires traditionnels. Grâce aux bénévoles, chaque église peut approcher les membres de sa communauté pour servir et soutenir les familles, les voisins et autres personnes prodiguant des soins. Les bénévoles contribuent au développement des programmes en recueillant des données, en prenant des décisions et en organisant des réunions. Voici une bonne pratique : faire participer les gens qui sont les plus proches de ceux qui ont besoin d'aide.

Les soins à domicile aident ceux qui ont le plus besoin d'assistance dans leur propre région. Pourtant, fournir des soins pratiques ne satisfait que les besoins physiques. Il existe également des besoins émotionnels très réels quand les personnes affrontent les préjugés et l'ostracisme et des besoins spirituels quand elles se trouvent face à la mort. Les soins doivent donc englober les conseils psychologiques offerts à la personne concernée par des agents formés et soutenus de manière appropriée.

Pour les organisations chrétiennes, les soins et les conseils psychologiques à domicile peuvent donner l'occasion de trouver la foi à des personnes qui n'ont plus aucun espoir sur cette terre et découvrent l'espoir éternel à travers le Christ. L'assistance aux PVAS (personnes vivant avec le sida) est un moyen puissant de partager l'amour du Christ de façon pratique dans la communauté et, parfois, cela peut conduire tout naturellement à parler de Jésus, notre raison de fournir cette assistance.

Les soins physiques de base apportés aux malades sont un besoin évident qui doit être satisfait. La dé-stigmatisation, la normalisation et l'inclusion par la famille, les amis et la communauté sont également toutes des nécessités, bien que leur urgence soit moins immédiatement évidente. Ces aspects peuvent tous obtenir une réponse à peu de frais grâce aux bénévoles assurant des visites à domicile qui sont formés et compatissants et eux-mêmes bien soutenus et dirigés.

Les soins basés sur les relations, prodigués par les bénévoles, ouvrent des opportunités de sensibilisation et de compréhension plus approfondie de la nature du VIH/sida et surtout de la façon dont il est transmis et peut être évité. La prévention contre le VIH/sida qui se développe à partir d'un contexte d'assistance permet souvent de parler plus facilement de questions sociales et morales sensibles. Les gens dont les amis ou la famille sont infectés affrontent la réalité de la maladie. Ils ont donc tendance à écouter et à communiquer ensuite les informations aux autres. Pour une organisation de lutte contre le sida travaillant dans le domaine de la prévention, l'un des meilleurs points de pénétration est l'assistance qui, la plupart du temps, ajoute aussi la crédibilité à ses travaux.

Résumé sur l'assistance

- Une assistance basée sur la communauté touche plus de personnes.
- Les PVAS préfèrent souvent recevoir des soins dans leur propre foyer.

- Soyez prêt à soigner ceux qui souffrent de nombreuses maladies différentes et pas seulement ceux qui vivent avec le VIH/sida.
- Les familles, les amis, les communautés et les bénévoles sont une ressource pour l'assistance.
- Les communautés doivent assumer la responsabilité du travail et donc être consultées dès le début et tout au long du déroulement du programme.
- Les soins apportés à une communauté offrent des opportunités pour enseigner la prévention.
- L'assistance basée sur la communauté est souvent moins coûteuse que les soins prodigués à l'hôpital.
- Les soins devraient être holistiques : physiques, émotionnels, sociaux et spirituels.
- L'assistance basée sur la communauté est plus efficace quand elle est reliée à d'autres services et quand elle fonctionne en partenariat avec eux, par exemple, les hôpitaux locaux.
- Les communautés recèlent de nombreuses ressources dans lesquelles on peut puiser.

Résumé de l'utilisation des bénévoles

- Posez la question suivante : est-ce que l'utilisation de bénévoles est adéquate ? Comment, où et dans quelle mesure ?
- Des critères de sélection doivent être déterminés dès le début. La motivation est l'élément clé.
- Une formation pertinente dès le début et tout au long du déroulement du programme.
- Suivi et soutien des bénévoles tout au long de la durée du programme.
- Participation à la prise de décision et à la planification.
- Détermination de paramètres clairs pour les bénévoles sur ce qu'on attend d'eux et sur les situations où ils devraient consulter le personnel salarié.
- Suivi et soutien réguliers des bénévoles, en groupe et à titre

individuel, par l'organisation. Les personnes constituent notre ressource la plus grande et la plus précieuse.

Questions liées aux conseils psychologiques

- C'est un élément central de l'assistance et de la prévention.
- La formation est cruciale.
- Il en va de même pour la supervision et pour la détermination de limites précises, c'est à dire qu'il faut savoir quand s'arrêter et à qui transférer les difficultés.

Etude d'un cas de prévention – ACET Ouganda

Le but recherché dans tout travail d'assistance et de prévention relatif au VIH/sida devrait être la diminution de la propagation du VIH. C'est le plus grand défi que doivent affronter ceux dont les travaux sont liés à la lutte contre le VIH : consacrez-vous autant d'efforts et de ressources à sauver des vies que vous en consacrez à soigner ceux qui sont affectés ? Vous n'avez qu'aujourd'hui pour sauver la vie de quelqu'un et les dix années à venir pour le soigner. Nous devons faire tout ce qui est en notre pouvoir pour combattre cet horrible problème. Les programmes de soins, bien qu'ils soient d'une nécessité vitale, ne sont pas une réponse en soi à la propagation du sida.

Mais changer de comportement constitue un défi réel. Les campagnes de sensibilisation au VIH/sida et l'éducation seules n'ont qu'un impact limité sur le changement des activités à haut risque. La réception d'informations par une personne ne signifie pas nécessairement qu'elle les comprend, saisit le rapport avec elle-même ou souhaite changer son comportement.

ACET Ouganda, sous la direction actuelle de David Kabiswa, a développé des ressources efficaces qui sont désormais utilisées à travers toute l'Afrique et même encore plus loin jusqu'en Inde. Tout comme ses collègues membres de l'équipe ougandaise,

David n'a pas pu rester en retrait et regarder ceux qui sont vulnérables, comme les enfants à l'école, les femmes et les enfants des rues, courir de plus en plus de risques d'être infectés. Ensemble, l'équipe ACET Ouganda a élaboré une approche à trois volets concernant la communication pour encourager un changement de comportement effectif et durable.

A. Information

Les gens doivent connaître les faits. Ce volet doit être conçu pour satisfaire les besoins individuels et locaux. Il doit pouvoir combler les lacunes présentes dans l'information et établir les fondements de la compréhension des questions d'ordre médical, social, économique, culturel et spirituel liées au VIH/sida. Mais les faits seuls changeront rarement les comportements.

B. Identification

Il s'agit d'aider les personnes à comprendre les comportements à haut risque dans lesquels elles sont ou pourraient être impliquées. Aider les gens à faire des choix de style de vie importants en comprenant les options et les conséquences de pratiques comportementales particulières. Cette méthode est à l'opposé de la «méthode de la peur» utilisée par de nombreuses campagnes de lutte contre le VIH/sida.

C. Interaction

Une fois qu'on lui a présenté ces choix, l'individu est alors encouragé à réfléchir à toutes les options. Celles-ci concernent: la préparation à la vie quotidienne qui réduit la vulnérabilité à l'infection; permettre l'établissement de relations satisfaisantes à long terme; assumer personnellement la responsabilité de son comportement; avoir suffisamment confiance pour prendre ses propres décisions et vivre selon ces décisions et, enfin, respecter la valeur des autres.

Alors qu'ACET Ouganda développait ses travaux de prévention contre le VIH/sida, il est vite apparu qu'on ne pouvait pas traiter le VIH/sida de façon exclusive et qu'il était nécessaire d'aborder l'éducation sexuelle en général et essentiellement le développement des relations d'une personne à travers le renforcement de son estime de soi et un profond respect des autres. Ce sont des connaissances qui sont critiques, non seulement pour la prévention du VIH/sida, mais aussi pour le développement général de tout individu.

ACET Ouganda décrit la préparation à la vie quotidienne comme «un enseignement formel et informel des connaissances requises pour survivre, vivre avec les autres et réussir dans une société complexe. On ne peut plus supposer que ces connaissances seront apprises automatiquement ni qu'elles seront communiquées automatiquement, comme c'était le cas autrefois.» (Enseignement de la préparation à la vie quotidienne pour un comportement responsable parmi les adolescents, ACET Ouganda). Il se peut que de nombreux enseignements culturels existants ne préparent pas les gens à de nouvelles pressions.

Par exemple, avec l'augmentation de l'urbanisation, les gens font face à de nouvelles pressions économiques et sociales alors que les structures sociales traditionnelles s'effondrent. Ceux dont on développe la préparation à la vie quotidienne (en particulier ceux qui sont les plus vulnérables, comme les jeunes et les femmes) peuvent ainsi être équipés pour répondre de façon plus positive aux défis que la vie leur lance.

Comment apprend-on à se préparer à la vie quotidienne ?

ACET Ouganda utilise des méthodes d'enseignement interactives pour inciter les gens à réfléchir et à discuter des problèmes qui les affectent. L'organisation les aide ainsi à analyser des situations qu'ils affronteront ainsi que leurs réponses.

La pression de groupe est très efficace pour développer la

pensée individuelle et la compréhension sociale. Cela peut être à la fois négatif et positif. Le rôle de l'équipe enseignante est de développer une pensée de groupe affinitaire qui aidera à renforcer et à soutenir un comportement positif et sain.

- Discussions de groupes à thèmes dirigés
- Débats
- Films, bobines, diapositives et vidéos. «Ne vous attendez pas à ce que les films parlent pour eux-mêmes» mais ils peuvent constituer un stimulus pour de bonnes discussions.
- Questionnaires
- Pas de longues conférences. Des causeries qui soient courtes et traitent de questions contemporaines.

Il y a des principes communs que les éducateurs / les facilitateurs devraient appliquer au cours du processus d'apprentissage :

- La question n'est pas essentiellement de sensibiliser, mais d'aider le changement de comportement des personnes et de la communauté
- Prêter attention aux groupes vulnérables, en particulier les femmes et les jeunes. Faire des recherches sur leurs besoins.
- Engagement à l'égard des personnes
- Respecter celui qui écoute et son opinion
- Apprentissage coopératif et non pas compétitif
- Importance de l'enseignement par les pairs
- Méthodes d'apprentissage interactives
- Temps de réflexion
- Clarté du message
- Bâtir des relations
- Former d'autres personnes pour soutenir le processus, par exemple, des éducateurs homologues

L'Evangile – un cadre pour la vie

Pour les chrétiens impliqués dans l'enseignement de la préparation à la vie quotidienne, l'Evangile peut être introduit de façon naturelle quand cela convient car, pour beaucoup, il offre un cadre pour la vie. C'est la nouvelle de Jésus Christ qui peut aider les gens à affronter les défis de la vie. Il ne convient pas toujours de prêcher l'Evangile, pourtant on demande souvent aux éducateurs d'où ils ont reçu la force et la motivation pour faire face aux défis de la vie. Dans ces cas-là, ils peuvent légitimement témoigner de leur foi.

L'intégration de la prévention du VIH/sida aux autres questions

Aborder l'enseignement de la prévention du VIH/sida devrait faire partie d'un enseignement plus complet de la préparation à la vie quotidienne. Les éducateurs d'ACET Ouganda ont acquis de la crédibilité en partie parce qu'ils traitent beaucoup des autres pressions que les gens subissent. Pour d'autres associations, comme FACT, l'implication dans l'assistance aux personnes vivant avec le VIH/sida leur a donné la base et l'opportunité qui sont devenues un point de départ pour entreprendre l'enseignement de la prévention.

Etude d'un cas de mobilisation de l'église – L'hôpital de Chikankata

Une église qui sert la communauté

Il est bien entendu important que l'église serve la communauté locale. Mais une partie du service signifie confier le pouvoir et la prise de décision à la communauté et même aux gens qui vivent avec le VIH/sida. Le verset central de l'Evangile selon saint Marc, Marc 10 verset 45, décrit le Christ comme un serviteur « car le fils de l'homme lui-même est venu, non pas pour être servi, mais pour servir et donner sa vie comme rançon pour beaucoup de personnes». Ce n'était pas seulement un serviteur ordinaire, c'est un serviteur qui a donné sa vie.

L'hôpital de l'Armée du Salut à Chikankata décrit ainsi son travail éducatif, le soutien psychologique dans la communauté: c'est «une activité exprimée à travers le dialogue. Elle est axée sur un transfert de responsabilité sincère en vue de la prévention, depuis le personnel de santé et autres aides concernés jusqu'aux personnes, aux familles et, ce qui est peut-être le plus important, jusqu'aux communautés» (AIDS Management – an Integrated Approach (La gestion du sida, une approche intégrée), I. D. Campbell, G. Williams). Une telle approche interactive à l'échelle communautaire est essentielle dans le contexte du sida pour les communautés où la séropositivité est élevée. La tâche de prévention est très grande et les communautés doivent assumer le désir de changer. L'instruction seule n'est pas suffisante. Elles ont besoin d'éducation, d'informations et de formation de la part de personnes qu'elles respectent. L'église doit servir pour mobiliser la communauté.

La parole de Dieu

La taille et la nature morale de l'épidémie ont laissé de nombreux réalisateurs de programmes gênés par la lenteur de la réponse de l'église, des missions et des ONG chrétiennes. Les dirigeants de l'église sont un élément clé dans la mobilisation des programmes de lutte contre le VIH/sida. Si les dirigeants de l'église restent sans motivation ou, ce qui est pis, s'ils ont des préjugés sur l'implication de l'église, il faut investir du temps pour aider à influencer le changement de cette attitude avant qu'une action durable ne soit attendue d'une église ou d'un groupe.

Quand vous avez le soutien et les encouragements des dirigeants de l'église, les ressources reposant au sein de l'église peuvent être facilement mobilisées. La solution qui apparaît est le pouvoir de la parole de Dieu avec le Saint-Esprit pour motiver et assister les gens et pour leur donner un cadre pour la vie. Les soins prodigués par les chrétiens doivent prendre modèle sur ceux qu'a prodigués le Christ. C'est à dire qu'ils ne sont pas limités aux besoins physiques de personnes et vont bien au-delà pour atteindre leurs besoins émotionnels, relationnels et enfin spirituels. Les chrétiens ont l'opportunité, à travers les soins apportés à ceux qui souffrent du VIH/sida et l'enseignement de la prévention, d'exprimer d'une manière concrète l'amour du Christ pour les marginalisés et aussi pour tous ceux qui, dans la communauté, vivent sous la menace du sida.

Etude d'un cas de mobilisation d'une église – TAIP, Jinja, Ouganda

Sous la direction du Pasteur Sam Mugote, plusieurs membres de l'Eglise de la Délivrance, Jinja, ont formé un groupe pour offrir des soins physiques et spirituels aux personnes de leur communauté qui vivent avec le VIH/sida. Ils ont été motivés par les nombreux besoins de leurs voisins et par la parole de Dieu qui les invite à aider jusqu'au sacrifice ceux qui sont dans le besoin, sans préjugé ni jugement. Le programme s'est étendu à d'autres églises qui ont vu son impact positif sur la vie des personnes, sur la communauté et sur l'église elle-même et qui ont demandé à faire partie du programme ou à reproduire ses travaux. L'Eglise de la Délivrance a créé le TAIP (The AIDS Intervention Programme – programme d'intervention contre le sida) pour donner aux églises les moyens et l'aide requis pour répondre à l'épidémie de VIH/sida dans leurs communautés.

Le but du TAIP est d'aider les églises à développer un appui durable pour les personnes qui vivent avec le VIH/sida. Les églises sont aidées à planifier et à gérer à la fois des programmes de soins et de prévention grâce au travail des bénévoles qui agissent dans leurs communautés immédiates. Le fondement de ces programmes est la conviction spirituelle que les chrétiens devraient prendre des initiatives dans le cadre de l'épidémie de VIH/sida.

Ceux qui exécutent le travail d'assistance et de prévention sont des bénévoles des églises. La majorité d'entre eux ne sont pas formés en assistance sanitaire formelle mais ils sont équipés pour fournir les soins physiques élémentaires dont ceux qui vivent avec le VIH/sida ont besoin à domicile. De plus, les bénévoles sont formés pour offrir les conseils psychologiques prévus pour répondre aux besoins émotionnels des PVAS et de leur famille. Ils offrent également des conseils sur des questions nutritionnelles et d'autres services disponibles pour les personnes concernées et leur famille. Au cœur de la délivrance de ces soins pratiques, c'est l'amour du Christ qui est partagé.

En général, l'équipe TAIP travaille avec les églises qui contactent le TAIP pour lui demander conseil. Selon les propres mots du Pasteur Sam Mugote, il voit le rôle du TAIP comme aidant les églises «à développer un travail qu'elles font déjà», à savoir, prendre soin des gens et suivre le modèle biblique pour la vie. Mugote a travaillé et travaillera avec beaucoup d'églises qui répondent à cette description. Son désir de voir satisfaire les besoins de ceux qui sont affectés par le sida est si profond qu'il aidera n'importe quelle église à y répondre quand il le peut.

Les églises qui recherchent de l'aide et sont choisies pour recevoir une formation partagent deux qualités essentielles. D'abord, elles voient le besoin des gens dans leur communauté infectés par le VIH et l'effet que cela a sur leur famille et sur la communauté. Deuxièmement, l'église est active dans la proclamation verbale et concrète de l'Evangile, c'est à dire qu'elle a reconnu et qu'elle pratique déjà une réponse à l'appel de la parole de Dieu pour donner aux gens la bonne nouvelle de Jésus Christ en paroles et en actions. Ce sont les pierres d'assise fondamentales sans lesquelles il est alors difficile de démarrer un programme de lutte contre le VIH/sida. Le rôle du TAIP est de donner des conseils sur la façon dont une congrégation pourrait orienter sa vision et ses compétences pour assurer des soins et une prévention efficaces.

Comme cela a été mentionné plus haut, l'expérience du TAIP

est qu'une église locale doit commencer par donner des preuves d'engagement à l'égard de l'enseignement biblique précité et du fait qu'elle l'a déjà mis en pratique. A partir de ce point de départ, la délivrance d'une réponse locale à l'épidémie de VIH sera alors, pour les églises, beaucoup plus une évolution naturelle.

L'équipe TAIP commence par rendre une visite initiale à l'église pour rencontrer le ministre du culte, les dirigeants de l'église et les membres individuels intéressés parmi la congrégation. Il est important que les dirigeants, non seulement consentent à développer un programme, mais soient également activement impliqués dans les travaux. Il se peut que l'église rencontre plusieurs défis qui devront être relevés grâce au soutien actif de ces dirigeants. Il se peut que les bénévoles affrontent des préjugés et ils auront assurément besoin d'un appui et d'une compréhension constants quand ils fréquenteront des personnes souffrant de maladies chroniques jusqu'à leur mort. L'équipe TAIP forme des membres motivés et choisis de l'église pour qu'ils deviennent un Groupe d'Action de Soutien (GAS) et rendent visite à ceux qui souffrent du VIH/sida. Ce groupe de bénévoles est également équipé pour pouvoir faire le bilan de ses propres activités et se soutenir mutuellement en se réunissant régulièrement.

La formation du TAIP et les bénévoles du GAS insistent sur le développement de relations avec les personnes. Cela répond à l'un des besoins fondamentaux des personnes qui est de réaliser qu'elles sont aimées et qu'elles sont précieuses. C'est à partir de cette base de soutien émotionnel que les autres éléments de soin peuvent être fournis.

Il est important de noter que l'expérience du TAIP a été que la mobilisation d'une église peut prendre entre six et dix-huit mois pour sélectionner les bénévoles, les former et leur faire appliquer concrètement les enseignements théoriques entre les sessions de formation. La formation est alors suivie par des visites de supervision, appui et mise à jour effectuées par le TAIP. Un autre facteur important dans le développement du programme d'une église est une liaison et une communication claires avec la communauté locale. La communauté devrait accepter et assumer l'initiative. Cela exigera souvent du temps et des ressources consacrées au développement des relations et même une formation en organisation d'enquêtes et en planification avec les communautés.

Dans le cadre de leur expérience, le TAIP et d'autres associations ont constaté que les projets basés sur le travail de bénévoles pouvaient être développés avec moins de difficulté en milieu rural qu'ils ne le sont en milieu urbain. La principale raison en est la disponibilité des bénévoles qui ont le temps de prendre soin des personnes en dehors de leur propre famille. En milieu urbain, il y a souvent des structures familiales réduites et le besoin de gagner un salaire peut sévèrement restreindre le temps que les bénévoles ont à offrir. Une solution a consisté à mobiliser ceux qui ont effectivement du temps libre. De plus, la formation a souvent été concentrée sur la formation des familles pour offrir plus de soins aux personnes qui vivent avec le VIH/sida.

Le TAIP a vu qu'un programme développé naturellement par une église locale faisait découvrir sa vision par les églises voisines.

Résumé sur la mobilisation de l'église

1. Le style de vie biblique des membres de l'église doit être mis en évidence.
2. Le chef doit donner son appui et participer.
3. Une formation de qualité et pertinente.
4. Un soutien régulier pour les bénévoles.
5. Mettre l'accent sur le développement de relations avec les PVAS et la communauté.
6. Inclure un soutien pour les familles.
7. Cela peut prendre jusqu'à dix-huit mois pour élaborer un programme efficace.

8. Une liaison et une communication claires avec la communauté locale.
9. Il est plus difficile de développer des projets en milieu urbain.

Le TAIP s'inspire des textes bibliques suivants. Nous pouvons voir leur pertinence par rapport aux situations actuelles, surtout pour ceux qui sont infectés et affectés par le VIH/sida.

- **Nous sommes appelés pour prodiguer des soins**

2 Corinthiens 1, versets 3 et 4 : « Béni soit Dieu, le père de notre Seigneur Jésus Christ, le père de la compassion et le Dieu de toutes les consolations. Il nous réconforte dans toutes nos afflictions pour que nous puissions à notre tour réconforter ceux qui sont dans l'affliction grâce à cette consolation que nous avons reçue de Dieu. »

Dieu nous a donné beaucoup et nous avons la responsabilité d'aller tendre la main aux autres dans un geste de consolation concret et compatissant.

- **L'exemple de Jésus**

Marc 1, versets 40 à 45 : « Un lépreux est venu à lui (Jésus) et il l'a supplié à genoux : "Si tu le veux, tu peux me rendre pur." Rempli de compassion, Jésus a étendu la main, l'a touché et a dit : "Je le veux, sois pur!" Aussitôt, la lèpre l'a quitté et il était guéri. »

Il se peut que nous ne soyons pas capable de toucher et de guérir. Mais nous voyons ici que Jésus était plein de compassion pour une personne qui, à l'époque du Nouveau Testament, n'était pas seulement affligée par une maladie mais souffrait aussi des préjugés et de l'ostracisme de la communauté. Les lépreux étaient même considérés comme maudits, pourtant, Jésus a parlé à cet homme et l'a touché.

● L'appel à ne pas porter de jugement

Jean 8, versets 2 à 11 : la femme surprise en situation d'adultère et l'attitude des chefs religieux de l'époque qui portaient des jugements. Verset 7 : « Si l'un d'entre vous n'a jamais péché, qu'il lui jette la première pierre ! ».

Personne ne l'a fait, même pas Jésus qui était sans péché. Ne devrions-nous pas suivre cet exemple et manifester de la compassion et non pas des jugements ou des préjugés à l'égard de ceux qui souffrent du sida, qu'ils aient contracté le virus innocemment ou non ?

● L'appel à servir concrètement et jusqu'au sacrifice

Luc 10, versets 25 à 37 : la parabole du bon Samaritain. Un homme, qui était très probablement un juif, a été l'objet d'un geste de miséricorde de la part d'un Samaritain, l'ennemi des juifs. Pourtant, le Samaritain a donné son temps, son âne, ses médicaments et son argent pour soigner l'homme blessé. Il a manifesté de la miséricorde. Jésus nous dit : « Allez et faites de même », verset 37.

● L'appel au plaidoyer et à l'assistance pour les marginalisés

Isaïe 1, verset 17 : « Recherchez la justice, portez secours à l'opprimé, défendez l'orphelin, plaidez pour la veuve ». Le langage est fort, proactif et basé sur l'action.

● L'église a un message qui offre un cadre pour la vie

La prévention contre le VIH/sida devrait faire partie d'un enseignement plus vaste visant la préparation à la vie quotidienne pour donner aux personnes les moyens de se perfectionner et de contrer les pressions, y compris celles qui mènent à une vulnérabilité accrue à l'infection par le VIH. La parole de Dieu donne un cadre pour la vie et pour l'espoir; l'église est obligée de le dire aux autres. Cela comprend l'aide aux membres des communautés cherchant à développer un comportement sûr qui peut éviter la propagation du VIH.

L'équipe de lutte contre le sida au Kenya de l'AIC (Africa Inland Church – l'église à l'intérieur de l'Afrique) a mis au point, pour le plus grand bien, des documents qui utilisent la bible comme guide dans la prévention contre le VIH/sida, l'éducation sexuelle et le développement des relations. En utilisant des documents venus d'autres parties de l'Afrique et sans avoir, de ce fait, à «réinventer la roue», l'équipe a travaillé non seulement avec les églises locales mais aussi dans les écoles qui y sont associées. Encore mieux, l'équipe a travaillé dans les écoles de théologie où les chefs d'église de demain sont armés de compétences et de ressources basées sur la bible.

● **Un peuple de prière**

Ephésiens 3, versets 14 à 21 comprend un verset où Paul prie pour que «selon la richesse de sa gloire [la gloire de Dieu], il vous remplisse de puissance par son Esprit dans votre for intérieur». Pour les personnes infectées et affectées, la prière est essentielle. Et l'appui par la prière accordé à ceux qui participent aux travaux est également essentiel. Ces travaux sont épuisants, physiquement, émotionnellement et spirituellement. L'aide de Dieu est nécessaire à chaque pas effectué sur cette voie.

Etude d'un cas de réponse au VIH/sida basée sur la communauté – Hôpital de Chikankata, Zambie

Avec l'apparition de l'épidémie de VIH/sida dans le sud de la Zambie, la réponse de l'hôpital de Chikankata (Armée du Salut) a été de créer des salles réservées à ceux qui souffraient du sida et d'établir des services communautaires et de prévention complets. Cependant, il est vite devenu évident qu'il y avait trop de personnes à traiter dans les services hospitaliers et que beaucoup des soins devaient et pouvaient être satisfaits par des services d'assistance basés dans la communauté. En conséquence, en 1987, un programme de soins à domicile (SAD) relié au diagnostic, au soutien psychologique, à l'éducation et au traitement de l'hôpital a été établi.

Ce programme permettait aux gens d'être soignés dans leur propre foyer. Il a créé des opportunités de formation des familles aux soins requis par les personnes atteintes par le VIH/sida (PVAS). Il a aussi permis de discuter l'éducation et la prévention du VIH/sida avec les familles et la communauté. Les équipes SAD sont pluridisciplinaires et comprennent des infirmiers communautaires, des diététiciens et des conseillers.

Le programme SAD à Chikankata est vite devenu un programme complet de lutte contre le sida comprenant : des services de conseils hospitaliers, un enseignement sur le sida, des programmes de soutien des enfants et des programmes d'assistance technique aux autres organisations. Chikankata a élaboré une approche diversifiée mais intégrée à l'égard de l'appui à la communauté locale dans le cadre de la lutte contre le VIH/sida. Les programmes développés sont adaptés pour répondre aux besoins des différentes sections de la communauté.

Les communautés locales, en collaboration avec l'hôpital de Chikankata, ont mis au point avec succès des programmes de soins aux séropositifs.

Ces programmes basés sur la communauté lui appartiennent. Elle bénéficie donc des services, sans avoir à suivre les aspirations d'une ONG ou d'un organisme de soins de santé. La communauté n'est pas nécessairement restreinte à une zone géographique, au contraire, l'expression « basé(e) sur la communauté » indique plutôt que la communauté assume la prise en charge du programme en question. Le résultat du lien entre les soins à domicile, la prévention et le développement communautaire en général a été un investissement dans la communauté. Cela n'est pas si rapidement obtenu dans le cadre des soins prodigués dans un service hospitalier. De plus, les soins à domicile ont montré qu'ils étaient moitié moins chers que les soins hospitaliers. Cependant, pour atteindre de telles économies, il faut une bonne planification et une bonne gestion. De nombreuses dépenses s'imposent encore aux soins basés sur la communauté, y compris la formation et le soutien des bénévoles.

Des soins holistiques, grâce auxquels les besoins physiques, sociaux, spirituels, économiques et psychologiques des individus et de la communauté sont satisfaits, sont de la plus haute importance pour l'équipe de Chikankata. Des besoins si divers ne peuvent être satisfaits qu'en travaillant avec tous ceux qui contribuent à une communauté. C'est à dire que les personnes, les familles, les communautés, les institutions gouvernementales et les ONG travaillent ensemble.

Cependant, l'attente de beaucoup de personnes dans les communautés de la région de Chikankata était de plus en plus que l'hôpital, et non pas elles-mêmes, subvienne à leurs besoins. Et cela ne signifie pas seulement les besoins liés au VIH/sida mais aussi ceux relatifs aux autres aspects de leur vie, comme la génération de revenus, la production alimentaire et les écoles.

La direction de l'hôpital a reconnu que l'utilisation d'équipes de soins communautaires basées sur l'hôpital était coûteuse et que ces équipes étaient de moins en moins capables de faire face à la charge de travail à mesure que la prévalence du VIH augmentait. Un responsable a déclaré que la structure de soins de santé communautaire était utilisée comme un «organisme de surveillance de quartier» auquel la communauté fait appel pour l'aider à régler toute une gamme de problèmes communautaires.

La réponse de la direction de l'hôpital a été de rencontrer les chefs et les communautés locaux et de partager avec eux son inquiétude de ne pas pouvoir continuer à satisfaire toutes les demandes qui lui étaient présentées. Le résultat a été le développement d'équipes de soins et de prévention (ESP) qui sont gérées par la communauté et non pas par l'hôpital.

Les équipes de soins et de prévention fonctionnent de la façon suivante:

- La communauté élit les membres du comité des ESP.
- L'ESP ne traite pas seulement les questions de santé mais aussi les questions de développement en général.
- Les dépositaires d'enjeux locaux clés sont invités à se joindre au comité, par exemple, les agents de santé bénévoles, les hommes d'affaires et les femmes.
- L'église locale n'est pas obligée d'en faire partie et elle est encouragée à assumer un rôle de serviteur plutôt qu'un rôle de direction basé sur une autorité prescriptive. Etre un serviteur c'est être placé plus bas que celui que l'on sert pour démontrer l'amour du Christ poussé jusqu'au sacrifice.
- Les membres du personnel basés à l'hôpital travaillent en qualité de membres de l'équipe.

L'ESP travaille avec ses communautés pour les mettre en évidence et les classer selon leur importance perçue. Cela est suivi par une identification des ressources disponibles: dans l'environnement (eau, routes, arbres, terre fertile), en matière de services (hôpitaux, dispensaires, bailleurs de fonds, banques, écoles, ONG) et de ressources humaines (enseignants, agriculteurs, personnalités politiques, individus engagés). Une pénurie d'argent ne signifie pas une pénurie des autres ressources.

- L'ESP et la communauté se mettent d'accord sur une structure de gestion et sur un plan d'action pour fournir le plus possible des ressources et des activités requises pour répondre à la communauté.
- Une personne influente de la communauté locale ou quelqu'un qui est particulièrement engagé est choisi(e) par la communauté pour agir en qualité de motivateur principal et agent de liaison.

- Ensuite, l'ESP négocie avec le personnel de l'hôpital pour convenir de l'assistance que l'hôpital peut offrir pour soutenir les efforts de la communauté. Cela pourrait inclure des activités régulières de suivi et d'évaluation.
- Par-dessus tout, la stratégie de l'ESP encourage la communauté à assumer la responsabilité de la fourniture des soins à leurs «confrères» dans la communauté qui souffrent de maladies chroniques (et pas seulement à ceux qui sont malades du VIH/sida). De plus, les soins ne sont pas limités à ceux qui sont malades, ils sont également dispensés à ceux qui sont affectés par la maladie, c'est à dire les personnes à charge qui sont le plus souvent les enfants et les parents âgés.
- L'ESP n'est pas seulement concernée par les soins prodigués à ceux qui souffrent du VIH/sida mais aussi par sa prévention. Elle concentre ses efforts sur le changement des comportements. Au fur et à mesure que les soins sont apportés, s'élèvent des opportunités de sensibiliser les gens puis d'aborder la question sous-jacente qui est de changer les comportements dans la vie des personnes et des communautés (voir ci-dessous).

Voici une citation de Dapheton Siame, un membre de l'équipe dirigeante de Chikankata: «Il ne s'agit pas d'une nouvelle façon de travailler, il s'agit de retrouver nos anciennes façons de travailler [avec la communauté]». Dapheton et les autres membres de l'équipe de Chikankata se sont totalement engagés à fournir une réponse chrétienne aux communautés affectées par le sida. Cette réponse est la compassion inconditionnelle du Christ. Et c'est cela, cette attitude de compassion inconditionnelle, qui les a conduits à servir la communauté et à travailler en totale coopération avec les communautés pour, tous ensemble, lutter contre le sida.

Pourquoi le sida est une question de développement majeure

Le VIH/sida contribue à la pauvreté et c'est aussi un produit de la pauvreté. Il frappe essentiellement ceux qui sont sexuellement actifs et qui sont aussi le plus souvent économiquement actifs : ceux qui travaillent dans l'agriculture de subsistance, les ouvriers d'usine, les professionnels urbains ou les mères et ceux qui s'occupent des personnes âgées.

Le VIH/sida a donc un impact sur tous les aspects du développement, depuis l'éducation et les droits des femmes jusqu'aux programmes de développement économique. Il faut donc que les programmes de lutte contre le VIH/sida effectuent des recherches et agissent sur le contexte dans lequel ils travaillent. De même, les autres programmes de développement ne doivent pas ignorer le VIH/sida et l'impact dévastateur qui peut saper leurs projets. Ce dont on a besoin, c'est une approche intégrée.

Une approche intégrée à l'égard du VIH/sida

Par exemple, ceux qui forment des accoucheuses traditionnelles ou des agents d'irrigation peuvent souligner la nécessité qu'ils ont d'aborder la question du VIH/sida. Il faut aussi que les programmes de lutte contre le VIH/sida soient intégrés au niveau interne pour aborder la question de façon holistique dans le cas de chaque personne aidée. Fournir des soins pratiques seulement ne répond qu'aux besoins physiques des personnes. Il existe également des besoins émotionnels très réels quand les gens affrontent les préjugés et l'ostracisme et des besoins spirituels quand ils doivent faire face à la mort. Les soins doivent donc recouvrir les conseils psychologiques offerts par des agents adéquatement formés et soutenus.

Consultez et écoutez les besoins des personnes qui vivent avec le VIH/sida et agissez en conséquence. Ce sont elles qui sont les plus démunies et qui peuvent fournir des informations intimes vitales pour les travaux d'un programme. Elles doivent être entièrement intégrées dans le développement du programme.

Des soins holistiques, grâce auxquels les besoins physiques, sociaux, spirituels, économiques et psychologiques de la personne et de la communauté sont satisfaits, sont d'une importance capitale pour les programmes de lutte les plus efficaces contre le VIH/sida. Des besoins aussi divers ne peuvent être satisfaits que par toutes ces personnes affectées, les familles, les communautés, les organismes gouvernementaux et autres ONG travaillant ensemble d'une manière intégrée.

Plaidoyer

Le plaidoyer est souvent une activité nouvelle pour les églises et pour les ONG chrétiennes de lutte contre le sida. Beaucoup d'entre elles pensaient antérieurement qu'il valait mieux éviter la scène politique et se concentrer sur les soins et la prévention.

Cependant, de nombreuses églises et ONG découvrent de plus en plus qu'elles doivent agir en tant que défenseurs des PVAS et des communautés affectées par le sida. Il y a des problèmes de justice au nom desquels personne ne plaide. De nombreuses églises et ONG chrétiennes agissent en qualité de défenseurs pour les PVAS quand elles recherchent des soins de santé améliorés auprès des dispensaires. Mais cela n'a pas nécessairement mené à des stratégies planifiées sur la façon de répondre aux autres besoins de plaidoyer.

Questions auxquelles doivent faire face les défenseurs

- Etablir des relations avec les personnes et les organisations clés
- Essayer de ne pas parler au nom des PVAS et des communautés, sauf avec leur accord
- Faciliter des réunions entre les groupes marginalisés et ceux qui ont du pouvoir
- Etre conscient du fait que les préjugés et les peurs sont souvent

forts et qu'il faudra du temps pour les changer
- Le plaidoyer se produit à plusieurs niveaux, locaux et nationaux. Il va du plaidoyer entrepris dans un dispensaire local jusqu'à l'action des leaders d'églises créant un environnement adéquat au niveau national pour faire écouter le plaidoyer entrepris par d'autres à des niveaux plus locaux.

Etude de cas des orphelins – Bethany Trust, Zimbabwe

L'une des conséquences sociales les plus navrantes et les plus frappantes de l'épidémie de sida, c'est le nombre d'orphelins et, dans de nombreux cas, l'augmentation des foyers dirigés par des enfants. La responsabilité des revenus et des soins, parfois non seulement pour leurs frères et sœurs mais aussi pour leurs parents souffrants et leurs grands-parents âgés, retombe de plus en plus sur les épaules des enfants.

Lorsqu'on aide des orphelins, ce n'est pas toujours pratique et il est rarement approprié de limiter cette aide à ceux qui ont perdu leurs parents à cause du sida. Soyez aussi inclusif que vous pouvez l'être à l'égard de ceux qui sont orphelins pour d'autres raisons. Dans tous les cas, incluez tous les enfants dans le besoin, qu'ils soient orphelins ou non. Très souvent, les enfants apportent leur appui aux parents qui sont malades et agissent comme les personnes qui en sont responsables. N'offrir le montant des frais scolaires qu'aux enfants affectés par le VIH/sida risque de créer un déséquilibre dans la communauté et d'accroître la stigmatisation et les préjugés.

Il est également important que les programmes visant à soutenir les orphelins prennent en considération l'avenir à plus long terme : ces enfants seront-ils en mesure de subvenir à leurs propres besoins quand ils grandiront ? Les communautés seront-elles en mesure de mettre au point leur propre capacité à les aider de façon durable sans financement extérieur ?

Le principe du renforcement du pouvoir de la communauté

locale à prendre soin de ses orphelins a été placé au cœur du Bethany Trust au Zimbabwe. Ce fonds a été créé par Susie Howe, une infirmière spécialisée dans les soins prodigués aux séropositifs et avec plusieurs années d'expérience. Elle s'est trouvée elle-même au Zimbabwe et n'a pu s'empêcher de travailler avec les chrétiens locaux pour offrir des soins durables aux orphelins dans leurs communautés. Les églises locales et les chrétiens sont encouragés et formés pour donner aux communautés les moyens de s'occuper du nombre croissant d'enfants dans le besoin.

Bethany commence en discutant avec les communautés et leurs orphelins de leurs besoins, de leurs préoccupations et des solutions éventuelles que les communautés pourront identifier pour répondre aux défis qu'elles devront affronter. Des bénévoles sont alors formés pour donner un appui émotionnel et pratique aux orphelins. Cela pourrait inclure des indications pour la plantation des cultures jusqu'à des conseils sur le passage de l'état d'enfant à celui d'adulte. Ils parlent aux enfants, les écoutent puis s'expriment en leur nom quand c'est nécessaire.

Mais ces travaux ne sont pas limités aux foyers dirigés par des enfants, ils sont aussi destinés à aider n'importe quelle famille qui a subi la mort d'un parent. Cela est particulièrement critique pour soutenir le nombre croissant des grands-parents qui agissent comme les seules personnes s'occupant de leurs petits-enfants.

En permettant aux familles et aux communautés de s'occuper des orphelins et de ne pas les envoyer dans des orphelinats où ils peuvent devenir stigmatisés (surtout si l'on peut voir «Orphelinat du sida» écrit sur la porte), les enfants y gagneront d'autant. Leur sens de l'appartenance à une famille et à une communauté sera maintenu. Cela s'est souvent révélé profitable pour les enfants sur le plan émotionnel et aussi sur le plan pratique. En effet, ils reçoivent un appui dans le présent et acquièrent des compétences qui leur permettront de survivre à long terme dans la région de leur foyer d'origine.

[Une méthodologie similaire a également été reproduite à

Chikankata. L'hôpital est maintenant en train d'abandonner l'octroi de sommes couvrant les frais scolaires à des orphelins individuels pour soutenir désormais le développement économique des communautés locales. Quand des subventions sont accordées, elles sont octroyées aux écoles et pas seulement aux personnes individuelles. Ces nouvelles initiatives ne sont pas appelées «spécifiques au sida» mais «CHIN – Children in Need» (enfants dans le besoin). C'est une réponse dirigée par les communautés locales et qui cherche à assister tous les enfants dans le besoin, pas seulement les orphelins. C'est une approche intégrée qui mobilise les communautés et renforce les liens entre les enfants et leur communauté. Cela diminue la stigmatisation des orphelins et, en particulier, de ceux qui ont perdu leurs parents à cause du VIH/sida.]

Dans le passé, on a souvent construit des orphelinats en réponse aux besoins des orphelins. Mais le projet Bethany a encouragé et formé les communautés d'une manière si efficace qu'en cinq ans elle a mobilisé la prise en charge de plus de 6 000 orphelins dans le district de Zvishavane à lui seul. On peut considérer les orphelinats comme le dernier recours mais, avant d'en arriver là, on peut tirer parti des structures familiales et communautaires existantes.

Cependant, chaque situation est différente et, dans certaines communautés, d'autres moyens de secourir les orphelins ont été développés avec succès, d'une manière sensible et appropriée, au niveau local.

Résumé sur la réponse aux orphelins

- Impliquez les orphelins, écoutez-les.
- Renforcez le pouvoir des familles et des communautés
- Soutien à toutes les familles dans le besoin et pas seulement à celles qui sont affectées par le VIH/sida.
- A chaque fois que cela est possible, visez à garder les enfants dans leur communauté.
- Fournissez des compétences qui soutiendront les familles, par

exemple, en agriculture et dans des activités génératrices de revenus.

Les réfugiés

On a vu que le VIH/sida se propageait plus facilement en période d'instabilité quand les pratiques sociales qui protègent souvent les personnes sont bouleversées ou même quand elles s'effondrent totalement. Cela inclut la pratique de rapports sexuels protégés. Au début de l'année 2002, il y avait un nombre estimatif de 15 millions de réfugiés dans le monde. Trois-quarts d'entre eux étaient en Afrique et 80% étaient des femmes et des enfants. De plus, il y avait un nombre inconnu de personnes déplacées qui avaient été forcées de quitter leur foyer mais n'avaient pas traversé les frontières nationales.

Le VIH peut se propager en période de crise sociale et son impact est plus fort dans les pays en voie de développement qui sont précisément les moins équipés pour lutter contre les crises.

Quand un mouvement de masse se produit en urgence, le VIH semble souvent moins important que la nourriture, un abri, l'eau, les soins de santé d'urgence et la sécurité. Mais quels sont les effets à long terme quand on ne donne pas la priorité aux risques de transmission du VIH ? Les agents de secours doivent poser la question suivante : « Les personnes déplacées courent-elles un plus grand risque d'être infectées par le VIH et ce besoin ne devrait-il pas être également satisfait en même temps que les problèmes à court terme que sont la sécurité, l'abri et la nourriture ? »

Atténuation de la pauvreté et activités génératrices de revenus

Quand la pauvreté est là, le sida semble la suivre de près. Et la preuve en est que le sida se développe dans les régions pauvres. Le quartier chaud de Mumbai, en Inde, est rempli de filles séropositives qui ont été vendues à des propriétaires de maisons de prostitution par des familles frappées par la pauvreté. Les activités génératrices de revenus (AGR) peuvent constituer une intervention efficace pour le soutien des personnes, des familles, des programmes et des institutions. Mais elles doivent être entreprises avec prudence et compétence, surtout dans le contexte du VIH/sida.

Il est important de prendre en considération les aptitudes des PVAS par rapport à leur état de santé. Il faut se souvenir qu'une personne ne sera peut-être pas toujours capable de travailler à des AGR du fait de sa mauvaise santé et il pourrait être nécessaire de compléter les AGR par des subventions au bien-être social. De plus, les AGR qui impliquent les familles et les communautés qui soutiennent les PVAS aideront à soutenir la viabilité des AGR pendant les périodes où les personnes sont trop malades pour jouer un rôle total dans une activité.

L'intégration dans une activité économique de gens qui ne sont pas séropositifs ou dont l'état n'est pas connu pourrait aussi être une occasion d'accroître l'acceptation et l'intégration des PVAS au sein de la communauté locale.

Questions liées aux activités génératrices de revenus

- Une expérience antérieure en matière de gestion d'AGR est essentielle.
- Les compétences requises sont très spécifiques et cruciales si l'on veut éviter de gaspiller de l'argent et de provoquer des déceptions.
- L'activité doit être viable, il doit y avoir un marché et des compétences disponibles. Recherchez une assistance spécialisée éprouvée pour analyser ces questions.
- Les activités sont souvent centrées sur les femmes, ce qui peut mener à une charge accrue pour elles plutôt qu'à l'autonomie. Comme pour tout programme, chaque étape de la planification et de l'exécution doit être réfléchie. Une fois encore, un

conseiller extérieur possédant l'expérience requise peut vous aider.

La nécessité d'une bonne gestion

Pour qu'un travail quelconque soit efficace, une bonne gestion est un élément fondamental. Sans une bonne gestion, les besoins de la communauté ne seront pas entendus et les bénévoles motivés ou les compétences des professionnels seront gaspillés.

La gestion comprend de nombreux éléments. Voici deux subdivisions possibles : la direction et l'organisation.

L'organisation

L'information est importante à chaque étape du programme. Pour commencer, la recherche et l'évaluation des besoins de la communauté dans laquelle vous souhaitez opérer offriront les informations de base requises pour élaborer un plan et mettre au point une structure organisationnelle. La poursuite de la collecte d'informations permettra le suivi et le développement des travaux.

Questions liées à la recherche

1. De quoi la communauté dit-elle qu'on a besoin ?
2. Que veulent ceux qui sont atteints du sida ?
3. Quelles en sont les preuves ?
4. Quelles sont les ressources disponibles dans la communauté ? D'autres ressources sont-elles requises et comment seront-elles obtenues ?
5. Est-ce que l'église/l'association veut satisfaire les besoins identifiés ? Ceux-ci s'inscrivent-ils bien dans l'éthos de l'association ?
6. L'association a-t-elle la capacité, en termes de personnel, structure et ressources, de travailler avec la communauté pour

lutter contre le VIH/sida et d'autres problèmes de développement ?
7. Y a-t-il déjà d'autres associations qui font tout ou partie du travail ? Si oui, pourquoi créer une autre association ? Cela ne gaspillera-t-il pas de précieuses ressources ? Ou bien pouvez-vous travailler en collaboration pour une efficacité plus grande ?
8. Visitez d'autres projets, utilisez des méthodes et du matériel éprouvés. Pourquoi « réinventer la roue » ?

La planification

1. Après avoir identifié les réponses aux questions ci-dessus, il est important de fixer des objectifs avec des indicateurs clés, c'est à dire, des mesures pour surveiller l'avancement. Utilisez des objectifs FUTES : faisables, utiles, temporaires, évaluables, spécifiques.
2. Une fois encore, ceux qui sont affectés, la communauté, le personnel et les bénévoles, devraient être impliqués.

Suivi

1. Les informations devraient être recueillies et revues régulièrement pour suivre la réussite ou l'échec dans l'atteinte des buts.
2. Ne pas réussir à atteindre certains buts ne signifie pas que le programme ne réussit pas mais cela pourrait vouloir dire que certains buts doivent être changés. Cela devrait se faire en collaboration totale avec le personnel, les bénévoles et la communauté. Ce qui est important, c'est l'efficacité du travail, pas des buts qui n'ont plus cours.
3. Des réunions de bilan devraient également être tenues avec ceux qui reçoivent les services, la communauté et aussi avec d'autres personnes travaillant dans la zone concernée.

Structure organisationnelle

1. Une structure organisationnelle devrait être préparée et portée à la connaissance de tous au sein de l'organisation. C'est un avantage pour les gens de savoir qui est leur supérieur hiérarchique.
2. Si des bénévoles doivent être utilisés, assurez-vous qu'ils sont motivés.
3. Le personnel salarié devrait posséder une expérience et des compétences pertinentes.
4. Une formation antérieure pertinente est cruciale et devrait être suivie par des sessions de perfectionnement régulières.
5. Tout le personnel, salarié et bénévole, devrait avoir une structure d'appui et recevoir régulièrement des appréciations, avec la possibilité de formuler des remarques et d'apporter une contribution au développement de l'association.
6. Une gestion financière claire et ouverte.

La direction

Qualités requises pour la direction

Comme cela est mentionné plus haut, les réponses les plus efficaces apportées par les ONG au VIH/sida ont été celles des organisations qui ont non seulement cherché à communiquer avec la communauté, mais également à servir. Servir les autres devrait être au cœur de la direction. Un chef qui est humble et donne l'exemple du service est plus susceptible de produire une équipe et une association qui servent les autres.

1. Quand les chefs et les responsables sont choisis, il est bon de rechercher une expérience éprouvée en matière de direction et de gestion : ont-ils été efficaces dans la mobilisation des autres pour obtenir quelque chose d'efficace ?
2. Un chef devrait se concentrer sur l'établissement de relations de qualité. Des relations au sein et à l'extérieur de l'asso-

ciation, avec les chefs de communauté, les PVAS, les autres associations. De bonnes relations avec le personnel peuvent constituer la base de la constitution d'une équipe efficace, de la découverte de nouvelles opportunités et de la connaissance des frustrations et des barrières qui s'opposent à l'efficacité. Enfin, le chef et l'organisation dépendent de toute l'équipe.
3. De bonnes relations permettront à un chef d'influencer dans le bon sens et réduiront son besoin d'accabler le personnel de ses ordres.
4. Au lieu de cela, un chef facilitera les compétences et la motivation des gens qui seront utilisées de façon efficace.
5. Il est nécessaire qu'une vision émane du chef, une vision qui soit claire et compréhensible par les autres.
6. Le chef devrait être en symbiose avec les gens. Il devrait être capable de «se mettre dans la peau» des gens qu'il dirige.
7. Une capacité de comprendre (écouter et réfléchir) et d'être compris (bien communiquer).
8. Un chef gestionnaire exigera que son personnel soit responsable, de même qu'il doit être responsable à l'égard d'un conseil ou d'un comité de gouvernance.

En fin de compte, dans toute direction chrétienne, on devrait trouver les qualités visibles suivantes: l'inspiration du Christ, la pensée biblique, l'humilité, l'intégrité et le service des autres. Ces qualités sont plus importantes que n'importe quelle compétence technique ou expérience spécifique en matière de travaux de lutte contre le VIH/sida. Ceux qui possèdent ces qualités peuvent contribuer à aider les communautés et les personnes à répondre au VIH/sida.

Il est temps de passer à l'action

En regardant des listes comme celles qui précèdent, les gens ne se sentiront peut-être pas assez qualifiés ou ils penseront qu'il n'y a rien qu'ils puissent faire eux-mêmes.

La chose LA PLUS importante de toutes, c'est de FAIRE QUELQUE CHOSE. Comme on l'a dit plus haut, cela ne coûte rien d'être compatissant. Il n'est pas nécessaire d'organiser quoi que ce soit pour rendre visite à un voisin dans le besoin, parler aux membres de votre propre famille des risques présentés par le VIH, prêter ce livre à quelqu'un ou participer à un programme existant.

La lutte contre le sida ne sera pas gagnée par de grands programmes. Elle sera gagnée quand des millions d'hommes et de femmes ordinaires dans chaque nation se dresseront comme un seul peuple décidé à prendre le sida au sérieux et à rendre les choses vraiment différentes. Et parce que nous appartenons au Christ, nous portons un message de force et d'espoir aussi bien que de santé et d'intégralité.

Vous ne pouvez pas changer le monde entier mais, aujourd'hui, vous pouvez changer le monde de quelqu'un quelque part.

Si vous recherchez une liste des organisations et des liens Internet utiles ainsi que d'autres ressources, veuillez visiter le site de l'Alliance ACET International :

http://www.acet-international.org.

ACET International

L'alliance ACET International est une communauté croissante de programmes de lutte contre le sida indépendants répartis dans de nombreuses parties du monde et qui a démarré initialement au Royaume-Uni en 1988 sous le nom d'ACET. «ACET» sont les initiales de «AIDS Care Education and Training» (sida: soins, éducation et formation); l'organisation a été fondée par le Dr Patrick Dixon. Les membres de l'alliance sont unis dans le but commun de voir une réponse chrétienne efficace au sida:

- Des **soins** inconditionnels et compatissants pour tous ceux qui sont atteints par le HIV / sida
- Une **prévention** salutaire respectant et soutenant les enseignements historiques de l'Eglise
- Une **formation** efficace avec une approche holistique au développement personnel et communautaire

L'alliance se compose de:

- Centres de ressources nationaux: ce sont des centres d'excellence qui cherchent activement à être un encouragement et une ressource pour d'autres personnes dans différentes parties du monde qui partagent les mêmes valeurs et la même vision

- Partenaires de programme: des organisations qui fournissent des services relatifs au sida
- Partenaires de développement: des organisations internationales qui agissent comme des ressources pour les différentes parties de l'alliance.

L'alliance est un réseau d'organisations qui coopèrent ensemble plutôt qu'une organisation de financement. Elle n'a pas une administration centrale importante et ne possède pas de fonds de subventions central.

Le principal travail de l'alliance est exécuté par les Centres de ressources nationaux, des programmes basés dans des pays comme l'Angleterre, l'Ecosse, l'Irlande, l'Inde, l'Ouganda, la Thaïlande, la République Tchèque et la Slovaquie.

De nouveaux partenaires de programme se joignent à l'alliance sur la recommandation d'un Centre de ressources national existant après une période de travail en commun. Les membres s'engagent dans une action chrétienne efficace dans le domaine de la lutte contre le sida et ils s'engagent également à partager / réseauter leurs compétences, leurs expériences et leurs ressources autant qu'ils le peuvent.

Des informations supplémentaires sur les partenaires d'ACET International près de chez vous et sur ce que fait l'alliance, ainsi que les toutes dernières nouvelles sur le VIH, des kits d'action et beaucoup d'autres documents utiles sont tous disponibles sur le site Internet suivant:

http://www.acet-international.org

ou vous pouvez les obtenir en adressant un courriel (e-mail) à:

isdixon@dircon.co.uk

On peut commander d'autres exemplaires de ce livre pour les distribuer parmi les nations les plus pauvres dans les langues suivantes: anglais, russe, espagnol, français, hongrois, tchèque, roumain, turc, ourdou et baite.

Operation Mobilisation

Operation Mobilisation a le plaisir d'être le co-éditeur et le sponsor de la présente publication. L'organisation s'est totalement engagée à voir partout les églises offrir une réponse compatissante, bienveillante et pratique à tous ceux qui sont affectés par le VIH et le sida et aussi à aider à sauver des vies.

OM a été créée par George Verwer dont l'énergie, l'originalité et la stimulation visant à développer le nombre de disciples et l'évangélisation au niveau mondial ont touché beaucoup de personnes. Insister sur le principe « apprendre en faisant » a été l'une des caractéristiques fondamentales des nombreuses équipes qui sont parties dans les différentes parties du monde. La vision et la souscription éventuelle aux « mercy ships » (navires humanitaires) d'OM placent probablement beaucoup plus cette organisation au premier plan que n'importe quel autre facteur seul.

Aujourd'hui, OM est un ministère dynamique, mondial, qui comprend plus de 3 000 employés à temps plein travaillant dans plus de 80 pays. OM s'est engagée à travailler en partenariat avec les églises et autres organisations chrétiennes dans le cadre d'une mission mondiale. Les différents ministères d'OM fournissent des intervenants pour les églises, les conférences et les séminaires, une formation confirmée dans toutes les formes d'évangélisation, de direction et de service pastoral, ainsi qu'une mine de ressources comprenant des vidéos, des livres, du matériel de présentation et des cartes de prières.

http://www.om.org
http://www.ombooks.org
http://www.omegamusicindia.com

OMS « 3 par 5 » :
Programme de traitement antirétroviral gratuit

Après des retards prolongés et des luttes politiques, les nations les plus riches ont fini par se réveiller et à découvrir que la majorité des personnes affectées n'avait pas les moyens d'acheter le traitement antirétroviral. Pourtant, ce traitement prolonge la vie de la plupart de ceux qui sont séropositifs et peut empêcher jusqu'à 66% de toutes les infections touchant les bébés nés de mères infectées. Une nouvelle initiative vise à fournir des comprimés antirétroviraux gratuits à au moins 3 millions de personnes dans les pays en développement. Cette démarche encouragera également les gens à subir des tests parce qu'il y a un traitement disponible. Les tests constituent un moyen puissant d'empêcher la propagation : ceux qui sont négatifs sont motivés pour le demeurer et ceux qui sont positifs sont plus susceptibles de changer de comportement s'ils savent qu'ils pourraient infecter quelqu'un d'autre.

Voici comment fonctionne le système (toujours en cours d'élaboration au moment de la rédaction de ce livre) :

- L'OMS fournit des médicaments au Ministère de la santé du pays concerné
- Des organisations proposent leur candidature dans le pays pour entrer en partenariat avec l'OMS et le gouvernement

- Les médicaments sont distribués (probablement dans des boîtes contenant une quantité suffisante pour une personne pendant un mois)
- D'autres ressources sont fournies, par exemple, du matériel pour faire des tests instantanés et la formation d'une infirmière / d'infirmières (aucun médecin n'est nécessaire)
- La population locale est encouragée par les organisations à subir des tests, après avoir reçu un soutien psychologique
- Ceux qui sont séropositifs et présentent des signes de mauvaise santé clairement définis commencent à recevoir le traitement après une simple analyse de sang renouvelée toutes les deux semaines
- La thérapie est habituellement suivie pendant tout le reste de la vie des personnes concernées, sauf si elle est interrompue pour permettre à l'analyse de sang de revenir à des niveaux plus normaux
- Des notes méticuleuses sont prises sur la façon dont les médicaments fournis ont été utilisés
- Ces notes sont présentées au centre de distribution pour obtenir des fournitures supplémentaires

Les organisations plus petites et les églises devront entrer en partenariat avec des groupes plus importants pour avoir accès à ce programme. L'OMS suivra chaque pays pour assurer un bon flux des médicaments vers les organisations et elle recueillera volontiers des informations sur les problèmes éventuels rencontrés sur le terrain dans le cadre de ces travaux. Veuillez consulter le site http://www.who.org.